U0198624

人体的 24 小时

（法）安托万·皮奥（Antoine Piau）　著

周睿卿　吴秀芬　李　全　王　潘　朱恬华　宫大为　主　译

刘　峰　张　丽　黎炜杰　韩继龙　毛　毅　陈南沈　副主译

北方联合出版传媒（集团）股份有限公司

辽宁科学技术出版社

© 2024，辽宁科学技术出版社。

著作权合同登记号：第06–2021–219号。

图书在版编目（ＣＩＰ）数据

人体的24小时 /（法）安托万·皮奥
(Antoine Piau) 著；周睿卿等译 . –– 沈阳：辽宁科学
技术出版社 , 2024. 11
ISBN 978–7–5591–3436–3

Ⅰ . ①人… Ⅱ . ①安… ②周… Ⅲ . ①人体－普及读
物 Ⅳ . ①R32–49

中国国家版本馆 CIP 数据核字 (2024) 第 027492 号

出版发行：辽宁科学技术出版社
　　　　　（地址：沈阳市和平区十一纬路25号　邮编：110003）
印 刷 者：辽宁新华印务有限公司
经 销 者：各地新华书店
幅面尺寸：145mm × 210mm
印　　张：7.75
字　　数：155千字
出版时间：2024年11月第1版
印刷时间：2024年11月第1次印刷
责任编辑：卢山秀　张诗丁
版式设计：王天娇
封面设计：刘　彬
责任校对：栗　勇

书　　号：ISBN 978–7–5591–3436–3
定　　价：69.80元

联系电话：024–23284367
邮购热线：024–23284502

作 者：

（法）安托万·皮奥（Antoine Piau）

翻译委员会

主 译：

周睿卿（广州市第一人民医院）

吴秀芬（北华大学附属医院）

李 全（深圳市中医院）

王 潘（广州医科大学附属第二医院）

朱恬华（广州医科大学附属第三医院）

宫大为（成都显微手足外科医院）

副主译：

刘 峰（深圳市光明区妇幼保健院）

张 丽（深圳大学附属华南医院）

黎炜杰（深圳市光明区人民医院）

韩继龙（深圳大学附属华南医院）

毛 毅（重庆市开州区人民医院）

陈南沈（辽宁省医药对外贸易有限公司）

译 者：

陈柳祥（广东省中山市沙溪隆都医院）

陈昭颖（深圳市红岭教育集团）

胡小苏（重庆市开州区人民医院）

邢 彪（深圳大学附属华南医院）

刘美娟（深圳市宝安区妇幼保健院）

目录

早上七点
起床

这个东西还活着？很有可能：它在动，在叫，还散发出一股气味。这是个大活人吗？难说，这个平摊在床上，蠕动着身子，披着松软的棉质外壳的家伙分明是无脊椎动物中的一种。搞不好是条虫子，一只蛆，再不就是一只蛾螺。充其量也就是一只蝾螈。颜色还挺好看的。走近观瞧，发现还有个小脑袋，上面有两只睁不开的眼睛、一个颤动着的鼻子和一张半张不张的嘴。只见这家伙一边嘟囔着，一边极为艰难地从棉质的外壳里一点一点地挣脱出来。它先是露出一只胳膊，然后是另外一只。接着它露出了一个脚趾头，一只脚，整个小腿，左侧的膝盖。按着同样的顺序，右侧的身体也出现了。突然，它勇敢地现出原形，站了起来，将那依然带有体温但已被揉皱了的外壳甩到了一边。它将腰身完全伸展开，并从喉咙里发出一阵嘶哑的吼声。它起床了！尽管它为此费了不少的周折。在像胎儿一样蜷缩着躺了数个小时之后，它终于站起来活动了。

这一大堆肉墩墩的东西，其实是个人。就像孩子们在画里画的那样，他是由两条腿、两只胳膊、一个脑袋和一个上身组成的。其四肢有长有短，上身有圆有方，根据人物原型的不同会有一些小的差异。但是，有些东西是人类所特有的，是不会发生变化的。现在，就让我们按照从外到内的顺序对人体一层一层地进行解剖吧。首先是皮肤和表皮性组织（毛发、指甲等）。其下方是一层厚厚的脂肪。有了这层脂肪，人才能漂浮在水面上，才能抵御寒冷，才能在没有饭吃的时候继续维持生命。有的人脂肪层厚一些，有的人脂肪层薄一些。再往下深入，就到了第三层。这是一层由纤维构成的外壳。同肌腱、韧带和骨头一样，这层外壳当中含有胶原蛋白（肌腱、韧带和骨头当中除了胶原蛋白之外还含有钙）。胶原蛋白是人体的基本构架，可以说是人体的支撑（从事机修工作的朋友们可以把它看成是车的底盘）。如果能用 3D 打印机造人的话，那么人的基本构架就要用胶原蛋白去"打印"。肉酱和肉冻中的明胶就来自胶原蛋白。大家最喜欢的那种糖果之所以弹力十足，是因为其中含有从猪骨中提取的胶原蛋白（食品工业就是这么神奇）。这层薄薄的外壳将肌肉和肌腱一同包裹起来，并将二者连接起来。这层外壳就是我们所说的筋膜。

肌肉的里面就是骨头。骨与骨之间有韧带。韧带将一根根的骨头连在了一起。肌肉依靠肌腱附着在骨头上。关节的两端都有肌肉。肌肉通过杠杆作用带动关节。人体的各个脏器就躲在骨骼的后面。

骨头是由有机物（主要是胶原蛋白，就是肉冻里的那个东西）和无机物（就是钙）混合而成的。骨头之所以坚固，正是这种巧妙的混合使然。

以你放在办公室一角的贝壳为例。几年之后，它们便会失去光泽，其原因在于其中的有机物已经变质。钙化作用本身并不能保证骨骼的坚固性。骨骼之所以坚固，同胶原纤维的网状结构有很大的关系。钙能保证骨骼的硬度，但有硬度的骨骼并不一定坚固，倒是有可能变脆。再以树为例。其嫩枝只会折弯，而坚硬的枯枝则会折断（此话听起来像一句东方的谚语，但却是千真万确的）。这就是为什么防震的居民楼可以变形，但却不会垮塌。更值得一提的是，骨骼是有活力的，始终具有再生能力。如果我们的骨头因我们意外跌倒或者受到碰撞而发生断裂，它便会进行自我修复。就像终结者一样，虽然已经饱受重创，但最后依然可以重新站起来。太不可思议了！有些细胞专门负责消灭一切陈旧的物质，而有些细胞则专门负责创造新的物质以进行补充。前者叫作破骨细胞，后者叫作成骨细胞。随后，在食物中摄取的钙会转变为骨骼中的无机化合物。人的整个身体全靠两块平板来支撑。这两块平板，就是人的双脚。

双脚

　　它们总是在地上趔过来，趔过去；它们外形丑陋，气味往往不太好闻，还经常被捂起来；它们总是会出这样那样的问题。它们一个劲儿地长脚气。足跟部的皮肤太粗糙，脚趾头的形状太难看，足弓的形状不太规则……不过有人喜欢，喜欢到了恋脚成癖的程度，喜欢到了正常人难以接受的程度。要说双脚的用途，那可是五花八门，但它们最主要的功能只有一个：它们能够保证身体的平衡，让人稳稳地站在地面上。左脚和右脚一样，都是高度精密的仪器，堪比瑞士钟表。首先，它们是由一根一根的骨头组成的。又是骨头，好多好多的骨头。一只脚有 26 根骨头，两只脚就有 52 根骨头。人体一共有 206 根骨头，脚上的骨头就占了 1/4。要把这么多的骨头都连接起来，就需要许许多多的韧带。多少呢？107 根。要想让这么多的骨头活动起来，就需要许多的肌肉在各个方向上进行牵引。一只脚上就有 20 块肌肉。肌腱的数量更是比肌肉的数量多出 1 倍。肌肉通过肌腱附着在骨头的两端，也就是说每个关节的两端都有肌腱，也就是说肌腱将肌肉的两端固定在了骨头上，从而使得肌肉能够带动人全身的骨骼。而韧带则位于关节两端，将两根骨头连接在一起，相当于桥梁的拉索或者帐篷的拉索，你怎么理解都可以。韧带十分柔韧，因此它们在使关节变得牢固的同时，还能保证关节的灵活性。当韧带承受的拉力过大时，人就会扭伤。出现这种情况的时候，韧带的纤维会发生撕裂，极为严重的时候会被扯断。如果说，你在跑步时踩到了石子儿，崴到了脚，而且，你脚部的外侧边缘有很强烈的痛感，那么，你足踝外侧的韧带就很可能已经被拉伤。用不上一个小时，这个位置上就会出现一个椭圆形的肿块（被称为"应激性水肿"，实为机体的一种炎症反应。这种反应的主要目的在于调动大量具有修复功能的细胞对受损的韧带进行修复）。而这个肿块，将在接下来的几个礼拜中给你增添诸多的麻烦。一方面，你会遭受疼痛的折磨；另一方面，在创伤愈合期间内，关节得不到有效的保护。因此，你还要注意，不要再发生其他意外。至少在一定的时间之内，需要依靠肌肉和肌腱的协助才能完成对关节的保护（其实，康复训练的目的就在于使肌肉和肌腱变得更强壮）。

踝关节和其他所有关节的作用都是一样的，即为骨面与骨面之间的相对滑动创造条件。骨面那层薄薄的软骨在少许所谓滑膜液的润滑作用下，可以使滑动变得顺畅。关节之所以在某些时候会崩溃，多数时候是因为有气泡进到了关节腔里，而不是因为软骨发生缺损（人得了骨关节病就会出现这种问题）。脚掌之所以能够贴合到地面上，是因为它是一个由一整套组件构成的十分灵活的整体。它柔韧而不松软，可以在人体坠地时起到减震作用。人的脚必须要有韧性，这样它在迈下一步的时候才会恢复原状。

这套机制虽然很巧妙，但是，却无法独立发挥作用。周围神经系统（就是神经）能够向脚丫子提供它自己所不掌握的却又是十分重要的信息。举个简单的例子：你爬高的时候掉了下来。这种事情谁都有可能遇到，就算是做事十分谨慎，受教育程度特别高的人也不例外。你的眼睛看到自己下落的过程，你的内耳感觉到身体在向地面做加速运动，甚至还可能感觉到身体在空中反转。人体有自己的加速计和方向仪。它们共同构成了人的"第二感"，能够察觉到视觉所无法捕捉的动态。这种第二感可以对以下两种情况进行分别：第一种情况，你的身体没有动，地面在上升；第二种情况，你的身体在下坠，地面没有动。通过以上感官获取必要信息之后，大脑开始作出反应，并通过神经系统控制相关肌肉，以使双脚摆出适当的姿势进行缓冲：两只脚的脚掌并不完全伸平，以便于减震。但也并不只是让脚趾承担压力，而是巧妙地利用脚掌和脚趾的衔接处进行缓冲。其实，人的双脚本身就不是平的。脚背是拱形的，脚底有一条又宽又平的韧带将足跟和前脚掌连接起来。这条韧带的名字叫脚掌腱膜。触地时，这个像弹簧一样的脚掌会将一部分冲击力化解掉。与此同时，双脚的感知系统会从眼睛和内耳那里接过对着陆这一关键操作的控制权。这和飞机在跑道上降落时的情况有些相似。此时，飞行员会重新启用人工驾驶模式，而不会完全依赖自动驾驶系统进行控制。这些敏感的神经会对脚上的小块肌肉发出刺激信号，从而使其产生收缩，而这些肌肉则会在收缩和放松这两种状态之间找到一个最佳的平衡点，从而达到一个最理想的柔韧度。这个机制可以避免脚的各个组成部分（乃至双脚所支撑的整个身体）在冲击力的作用下分崩瓦解。

当我们在布满石子儿的路面上跑步时，这一机制就会启动。这一次，我们可以不让自己崴到脚。我们的感官和本体感觉（在周围神经系统的帮助下，无须摸索或者不用眼睛去看就能找到身体的各个部位，尤其是双脚和脚趾）会将风险降到最低。这就是为什么有时候我们不提倡穿减震效果太好的厚底鞋：这种鞋对本体感觉系统有麻痹作用。如果你的脚感觉不到地面的起伏和冲击，它就无法对肌肉下达正确的指令。在这种情况下，你很容易受伤。

不过，在起床时间到来之时，你这个赤脚大仙面临的挑战只是将躺姿变为站姿而已。当然，关了闹钟就不要倒头再睡了。其实，最大的威胁是家具的棱角，因为你的小拇脚趾头经常受到它的虐待；再不，就是乐高的蝙蝠侠。当你注意到他那尖尖的耳朵时，你的脚掌早已被它刺穿……

心脏

每天早晨，当你把一只脚放到另一只脚的前面时，你不仅仅在向前行进，而且还在带动全身的血液循环。并不是说你体内的血液已经不流动了，如果真的是这样的话，那你早就已经告别这个世界了。我是说在你睡眠的时候，你的血液循环会明显放缓。熊要冬眠，人要睡觉。人和熊在休息的时候都不会消耗太大的能量。走出的这一步看似平常，其实是按下了启动人体这台装备的按钮。可以说，是步行带动了机器的运行。人在向前行进的时候会使足底各条静脉受到压迫，这种压力使血液向上流入腿部。腿部的静脉围绕在腿部的肌肉周围，因此，腿部肌肉每收缩一次，腿部静脉就会受到一次挤压，血液就会被不断地输送到更高的位置，直至其到达心脏。心脏就是一大块插满管道的肌肉。它将血液输送至肺部，让血液在那里加载氧气，并释放出二氧化碳，只不过，这样做会加速全球变暖的进程。补充过氧气的血液先是回流到心脏，然后通过心脏再输送到全身各个器官，以向它们提供其维持自身运转所必需的养分，即氧气和糖分（我会在讲消化的那部分做更详细的解释。大家猜也能猜到，这个糖分可不是从肺那里获取的）。人体是一个非常完备的系统。每条动脉中都有单向阀，因此，不管血液流到什么地方，只要静脉被压缩，血液就会不断向上走。这和用气泵给充气床垫打气有点儿像。当我们用脚去踩气泵时，气泵只允许空气向一个方向流动。静脉网络的开端是许许多多的小静脉，这些小静脉聚集在一起就形成了一条一条的大静脉，到了静脉网的末端，这些大静脉就变成了一条红色的长河，即腔静脉。上腔静脉汇集了上半身的血液，下腔静脉汇集了下半身的血液。上、下腔静脉各完成全身一半血液的收集工作之后，在心脏汇合（胸骨的后面）。

此时，心脏所要做的就是对血液进行接收。它甚至都不需要刻意地做向里吸的动作。与心脏相连的管道内带有靠外力驱动的阀门。人体的肌肉会不断地对这些管道进行挤压，以将血液直接输送到指定的平台上。能量的消耗：微乎其微！接下来，右侧的心脏开始介入。对，右侧的心脏。人有"两个"心脏。更确切地说，人有一颗心，但被分成了两部分。这两部分紧紧地贴在一起，却从不联络。右侧的部分位于右侧的腋窝下，

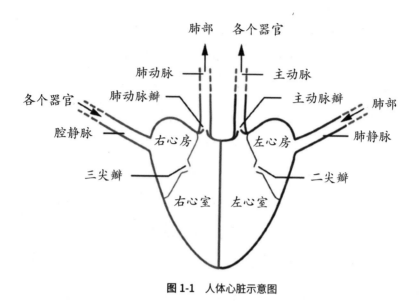

图 1-1　人体心脏示意图

而左侧的部分却在腹部，不过，这种安排也是行得通的（图
1-1）。

　　右侧的心脏是一个用肌肉做的口袋，有点软绵绵的，不是
特别厚实，也不是特别有力。道理很简单：它几乎不干什么活
儿，甚至可以说是个名副其实的大懒虫。它只负责收集腔静脉
输送过来的血液，轻松得很。右侧的心脏又可以再分成两部分：
一个被称作右心房，是为流入的静脉血预备的通道；另一个空
间稍大一些（被称作右心室），可通过自身轻微的收缩将不含氧
气的血液送入紧贴着心脏的肺部，以便其补充氧气。一共就这
么一点儿工作！心脏瓣膜相当于心房与心室之间的闸门，同时

同时也是动脉（对于右心室而言是肺动脉干，对于左心室而言是主动脉）和心室之间的闸门，可以防止血液倒流。当心脏瓣膜受损时，就要想办法对其进行替换。心室通过肺动脉干将血液送往肺部。肺动脉干分叉后变成两根肺动脉，分别与左右两侧的肺连通。肺动脉逐段分叉形成树状的纤细管道，包围在饱含空气的肺泡周围，并在那里获取氧气，同时释放出二氧化碳（CO_2）。这些管道继续延伸，最后一同离开肺部。此时，这些管道的名称发生了变化，改叫"静脉"。为什么它们的身份发生了改变？因为它们通向心脏，通向心脏的血管就叫静脉。这部分静脉有些特殊，它们输送的血液含有氧气。人体其他部位的静脉向心脏输送的血液当中几乎是没有氧气的。这些血管汇集在一起，形成 4 条粗大的管道。管道里装满了鲜红的而且是富含氧气的血液。这 4 条管道就是那 4 条肺静脉。它们通向左侧心脏，那颗真正的心脏。之后，它们需要重复基本相同的旅程：先到心房，再到心室。这一次，血液依然在单向阀的作用下向一个方向流淌。

左侧的心脏是心脏这个整体的主要部分。它是一大块既厚实又强壮的肌肉。因此，它要负责向血液施加压力，以将其输送到全身各个部位，上至大脑，下至脚趾。心脏永远不会停止跳动：不管发生什么事情，它都在不停地收缩——至少，理想的情况就是这样。它从来不睡觉，从来不抽筋，也从来不疲软。

它工作勤勤恳恳，从不罢工闹事，没有政治要求，甚至当它因心肌梗死而遭受沉重打击，以致丧失了部分劳动能力时也依然坚守岗位。没有受损的那部分还会继续跳动，还会尽全力完成自己的工作。如果心脏不能有力地收缩，它就不能向人体提供足够的新鲜血液，人体也就无法维持自身的正常运转。于是，问题就会出现：呼吸短促，手脚无力，直至心力衰竭。在正常情况下，左侧的心脏可以不断地重复相同的操作：它先是将 4 条肺静脉输送来的血液注入左心房当中，再将其全部推进左心室里。左心室通过其一次次强劲有力的收缩，将血液分批次送往主动脉。主动脉是人体内最主要的动脉，可以保证人全身的血液供应，上至大脑，下至双腿。至此，关于心脏的介绍就全部结束了。

心肺复苏按摩简明教程，让你轻松掌握急救技术

如何才能提高人在心脏停搏后起死回生的概率呢？如果可以运用立法手段的话，不妨把这样一条规定写进法条里：如果哪个导演胆敢在影视剧里安排心肺复苏"抚摸"的场景的话，

就判他被掌嘴 30 次。多数情况下，影视剧里施救的那位会被误认为是一位女化妆师。看情形，她好像是在往被救的那位的胸口抹粉底霜，那温柔劲儿能让人想起迈克尔·杰克逊的那首 *Heal the world*（翻译成汉语就是《拯救全人类》）。这样怎么能行呢！这样的话，血液是永远也不可能流向脑部的。

法国每年有 5 万人因为心脏停搏而过早地告别这个世界。如果抢救不及时，心脏停搏的致死率可高达 90% 以上。在 70% 的情况下，心脏停搏的人旁边有他人在场。但在场的人能够采取适当措施施救的可能性只有不到 20%。所以，在法国，一个人在心脏停搏后还能生还的概率只有 2%~3%，仅为某些国家的 1/4 甚至 1/5。原因在于这些国家要么将除颤器列为公共场所的标准配备，要么重视急救知识的普及。毫不夸张地说，对一个心脏停搏的人及时实施复苏按摩，就是赋予这个人一次重返人世的机会。所谓重返人世，就是死了以后又活过来的意思。在这个问题上强调一下，还是完全有必要的。每个人都有能力创造这样的奇迹，并不是只有医生或者医务工作者才能做到这一点。

怎么能认定一个人的心跳已经停止了呢？首先，这个人对外界的刺激已经失去了反应（可以扇他个耳光试试，没关系）；其次，这个人呼吸停顿的时间已经长达 10 秒之久（已经很危险了）或者这个人呼吸不正常（呼吸困难，耗时长，喘息声大，像一条离开水的鲤鱼）。也可以测一测脉搏或者看一下瞳孔是否已经扩散，但是，这个方案一来操作起来有难度，二来容易造成误判，因此并不强烈推荐。

首先，一定要拨打急救中心的电话，然后，赶紧实施心肺复苏按压。开始的时候，一定要保持一个非常快的节奏，每分钟要按压 100~120 下。想一想比吉斯乐队的那首 *Stayin' alive*（名为《你不能死》的名曲）。一定要用力。可以说，在实施心肺复苏的时候将对方的肋骨压断也算不上是什么稀罕事儿。开始了以后就不要停下。如果能够和另外一个人轮番上阵，则是再好不过了。这可是个力气活儿，持续按了几分钟之后，你的力道就不够了。要把手放在胸骨的位置上，而且要把肩膀支得高高的，以便将自己的体重传导到手上。要让胸骨下陷的幅度达到 5 厘米，并且在每下压一次后彻底松开。人工呼吸是可有可无的。复苏按压才是最重要、最关键的环节。当你压迫心脏时，心脏会被迫将血液送往大脑和其他器官；当你松开手时，心脏会将静脉网内的血液吸纳进去。

让我们一起回顾一下急救操作的要领。

——让需要接受救治的人平躺在一个坚硬的平面上。

——屈膝跪在需要救治的人的身旁。

——将一只手放在另一只手的上面，并将双手摆到对方胸部两乳之间的位置上，同时将双臂伸直。

——借用身体的重量进行按压，由上向下发力：你用的既不是手臂的力量，也不是双手的力量，而是你整个身体的重量。

——要保证动作的力度：手在胸腔上的下陷幅度需达到5厘米。每次下压之前需将手抬起，以达到促进血液流动的目的。

——下压动作的频率要快，并且要均匀。

当你实施心肺复苏按压时，当你帮助一个遭遇车祸的人包扎止血时，当你把塞在小孩嗓子眼儿里的开心果取出来时，你就是在挽救他人的生命。如果你在读完这几段话之后决定去参加急救培训的话，那就再好不过了。所有年满10岁的人都可以参加入门培训，并且掌握对他人实施紧急救助的技巧。在法国，急救技能入门培训（简称为IPS）是免费的，而且是在全国范围内开展的。该门课程由从事急救工作的专业人员在各地的专业培训机构教授。学完一到两个小时的课程之后就能掌握急救的基本知识。其实，许多医生在其行医的过程当中并没有真正对谁进行过抢救。如果你做好了准备，你就可以有这样的机会。你可以把你的英雄事迹讲给别人听，并完全有理由为你自己感到骄傲。

血液

当一只乌鸦撞到你的脸上时，你的鼻子会流血。当你来月经时，你身上的一个隐秘的部位会流血。当你得了痔疮时，你身上另一个隐秘的部位会流血。如果你用洋槐树的树枝去刷牙，你的牙龈会流血。在办公室里忙碌的你如果被 A4 纸锋利的边缘割破了手指还是会流血。每一次流血都会让你心疼得要命。哪怕只是受了点儿皮外伤，都感觉流了好多的血。赶紧叫救护车吧，快！或者，不叫也行。

其实，人体里的血液并不多，最多也就只有 5 升，和人体里水的含量相比，数量少得可怜。一个体重为 70 千克的人的体内大概就有 45 升的水。血液这个东西只有血管里才有。人体内的血管构成了一个网络体系，遍布全身各个器官的各个角落，一方面为其输送氧气，另一方面为其提供维持生命所需的养分。这些养分是从肠道中汲取的。当我们受伤的时候，我们的血管上会出现一个缺口，血液就跑了出来，流了出去。于是，大家就会觉得人体里充满了血液。而实际上，人的体内主要还是充满了水。所以，请大家不要误会。我们之所以在电影里经常看到受伤的人血流成河，是因为导演采用了夸张的表现手法。我们在这里说的才是千真万确的事实。

血液里住户众多，拥挤不堪。这些住户的主体叫作血细胞，分红色和白色两种。

这两种细胞除了总的名称一样之外，再无任何共同之处。它们在血液中来回流动，各有各的职能。红细胞中含有血红蛋白，可以运送在肺部获取的氧气。它们的形状像甜甜圈，如行尸走肉一般随着血液流动。它有点儿像邮局的邮件，只不过更快一些而已。

白细胞则生气勃勃，活泼好动。它们要同细菌、病毒、癌细胞等所有侵入体内的不速之客进行战斗。它们的作战技能是将敌人生吞下去，或者根据敌人的具体种类释放出能够瓦解其战斗力的抗体。它们对伤势的愈合也有积极作用（踩到鹅卵石后脚腕扭伤）。白细胞是人体的卫士，但它们有时也会犯错误。如果它们过于活跃，人就会产生过敏反应或者患上免疫系统疾病（比较有代表性的有甲状腺功能障碍、类风湿性关节炎、结节病等）。相反，白细胞数量不足则会导致免疫力下降。比如，患有慢性应激的人、整日足不出户的人或者营养不良的人在服用了皮质酮之后就会遇到这种情况。丧失免疫力的人很容易成为癌症患者，因为致癌细胞遭遇到的抵抗已经没有那么顽强了。白细胞有时也会胡作非为：它们变得无组织无纪律，疯狂地扩充自己的队伍，结果使自己变成了癌症的帮凶。淋巴瘤和白血病就是它们兴风作浪的结果。

　　长期在血液中生活的血细胞原本来自骨髓。注意，不要把骨髓和脊髓混为一谈。脊髓是由神经纤维和神经元组成的。骨髓里有一种半糊状半胶状的物质。我们放在砂锅里煮的带骨髓的骨头里就含有这种物质。它，就是所有血细胞和血小板的母体。

　　血小板也在血管里来回游荡。它是一种体型娇小、流动性很强的细胞，一种用显微镜才能看得见的微型创可贴。它们成群结队地出行，只要见到血管壁上有缺口就会冲上去对其进行封堵，并形成一块形状不规则的胶状物。血小板能够将具有流动性的蛋白质激活。这种蛋白质具有促进血液凝固的特性，可将血液转化成浓稠的胶状物。这种胶状物的作用相当于水泥，可以对裂缝进行封堵。我们管这种胶状物叫血凝块。

　　血液是一位旅行家，是一股推动力，是一名邮递员。它的职责就是将各种各样的物资运送到指定的地点。它把氧气运送到肺部，把从消化道获取的糖分、脂肪酸和氨基酸（构成各种蛋白质的基本单位）输送给肌肉和全身的各个器官。血液会通过门静脉系统的血管进入肝脏。在那里，它会找到属于自己的"营养补给站"，并为自己补充养料。在那里，来自肠道的糖分、脂肪（脂肪酸）和氨基酸经加工后会被提纯。补给完毕后，血液经由下腔静脉将所有养分运送至右侧的心脏，在那里，从消化器官中汲取的养分会和从肺部获取的氧气混合在一起。随后，左侧的心脏负责向肌肉和人体的各个器官输送营养成分，当然，同时也输送氧气，以利用氧化作用将营养成分做成可口的饭菜。吃早饭吧！

呼吸系统

来，深深地吸一口气；好，美妙的一天开始了。呼吸，是任何一个人不论在白天还是在夜里都会去做的一件事情，而且做这件事情是不需要思考的。小时候，我们会在水里玩儿憋气。当我们把气呼出去的时候，我们会吹出好多气泡。我们会咳嗽，会打嗝，我们可以把蜡烛吹灭，还可以吹竖笛。在冬季，我们还可以在窗玻璃上吹出哈气。我们之所以能够做这些事情，是因为我们有呼吸系统。

恐怕大家很少能够想起它来。可是它却没有忘记我们，不管我们是好还是坏。呼吸似乎是一件很平常的事情，简单得不能再简单了。但是，如果我们仔细想一想，就会发现其实自己并不了解呼吸的原理。把嘴张大，把鼻孔撑开，空气就进入了体内。它先是流向咽部（口腔的最深处），然后再流向喉部（喉咙里最深的地方，就是我们嗓子哑了以后让我们觉得很难受的那个部位），进入气管（做吞咽动作不小心会呛到的那个地方。成人的气管直径不到 2 厘米），右侧的总支气管（对应的是右侧的肺）或者左侧的总支气管（对应的是左侧的肺）、支气管、细支气管，之后再进入更细的通道，再进入更更细的通道，最后，再进入只有零点几微米大的肺泡当中，完成空气和血液的混合。不就这么简单吗！错，大错特错！空气是不会自动自觉地进入嘴和鼻子里的。除非你从巴黎的蒙帕纳斯大楼或者法国南部的密佑高架桥上跳下，然后冒着吞噬各种小虫子的危险将嘴巴张开。在降落的最后阶段，当速度足够快的时候，气流有可能会主动对鼻孔进行填充，使你能够被动地进行呼吸。相信你也发现了，这种做法并不可取。

我们的人体采取了另外一套方案。更易于操作，更安全可靠：像吸尘器一样主动吸入空气。吸尘器的工作原理很简单：通过一个配有单向阀的引擎或者风箱将一个不易变形的容器抽成真空。当真空被制造出来之后，只要我们打开一个缺口（吸尘器的吸尘口或者人的口腔），空气就被吸进去了。对于人体来说，这个不易变形的容器，就是人的胸腔。它被一根一根的肋骨（右侧有 12 根，左侧有 12 根）包围起来，像是一个没有密封好的橡木桶。这些肋骨在人的背部与脊椎中的胸椎部分相连；而在胸前，这些肋骨则杂乱无序地与胸骨相接。胸骨的长度有限，容不下所有的肋骨。所以，排在最后的肋骨无法在胸前得到固定，是"悬空"的。每个人都有1~3根这样的肋骨，具体情况因人而异。在胸腔的下部，有一块扁平的肌肉，在水平方向上将"橡木桶"的底部封盖住。这块肌肉的名字叫"横膈膜"。横膈膜上有一些裂缝，是主动脉和食道的通道。横膈膜的正下方就是与食道相连的胃。当横膈膜处于放松状态时，负责消化的器官会在强有力的腹肌的挤压下向其加压力，使其缓慢地进入胸腔，并使肺部受到挤压。这样一来，空气就会被排到体外。相反，当横膈膜收缩的时候，它就会张紧，使肠道被挤回到原来的位置上，使胸腔内出现真空。这时，空气就会被吸进来。同时，众多的肌肉都会将肋骨向上提拉，以尽可能加大"橡木桶"的容积。这就是吸气。

肺部

肺在上述过程当中扮演的是一个被动的承受者的角色。肺很像是一块松软的海绵。有人以为肺很有力量，以至于能将空气吸入体内。其实，它根本没这个本事。它的工作仅限于在血液和空气之间搭建一个交流的界面。它能给流经自己管辖区域的血液补充氧气，仅此而已。这项工作的确是没什么难度，不过，却是至关重要的。肺所管理的交换活动事关人的生死。血液从右侧心脏流入肺部。在那里，血液将二氧化碳排放出去，并加满氧气。之后，血液流入左侧心脏以及周身各处。至于其他的事情，肺就无能为力了。它只是个技术工人，属于特殊工种，只能做本专业的事情。

人体为了呼吸，便设计了一套非常巧妙的方案：胸膜与真空环境之间的搭配。胸膜由两层膜片组成：一层覆盖在胸腔内部，另一层覆盖在肺的外部。当两层膜片之间产生真空时，它们就会粘到一起。这和吸盘粘到玻璃上是一个道理。当横膈膜下降，肋骨上提时，胸腔的体积就会增大。像海绵一样松软的肺是被动地卷入这一过程当中的。由于它和胸膜是连着的，所以，它也跟着膨胀起来。就这样，空气被充进了肺泡里。这时，血液就能够自由地吸收或者释放气体（氧气和二氧化碳）了。接着，横膈膜松弛下来，各器官也都蜷缩起来，刚刚被吸入的已经不再含有氧气的空气也就被排了出去。

当呼吸出现问题的时候，人们往往会认为是肺在作怪。但实际上，气短并不一定是肺的问题——至少，并不总是如此。事情的真相是：呼吸苦难往往是由心脏引起的。当然，给血液补充氧的操作的确是在肺部完成的。如果肺因为感染而出现突发性的问题，或者因为你不失时机地向其内部填充焦油（抽烟、吸尾气）而产生了长期性的不适，氧气的传输就会受到影响，而这一问题的外部表现就是呼吸困难。但是，不要忘了，要想给血液加氧，首先要让血液流到肺部！那么，血液流动的速度是由哪个器官决定的？血液流动的驱动力来自哪个器官？当然是心脏！

人体内有些器官与外部环境接触十分密切。肺便是其中之一。而且，在有些地方，我们在呼吸之前真的有必要考虑一下后果（高速公路上，刚刚接受化学药剂洗礼的葡萄园，放有工业溶剂外包装的地方，放有家用清洁剂外包装的地方……），就好像我们把在下水道里发现的一具老鼠的尸体放进嘴里之前要犹豫再三一样。肺是一张巨大的薄膜，这张薄膜被揉出无数个褶皱，使其与空气接触的面积得到扩展。肺是纤柔的，也是脆弱的，是一片需要细心呵护的净土。不幸的是，肺恰恰是各种脏东西畅行无阻的地方，也是它们理想的藏身之地，这些脏东西有大有小：螨虫、花粉、真菌孢子、细菌、病毒、微小颗粒、杀虫剂、溶剂、各种气体……广义的污染是导致人类发病和过早死亡的首要外界环境因素。据世界卫生组织统计，在世界范围内，在外界环境因素的影响下过早死亡的人数占全部死亡人数的60%。死于空气污染问题的人数超过了死于艾滋病、肺结核、糖尿病和车祸的全部人数之和。在法国，空气污染问题每年导致约 48000 人死亡，使人均寿命减少了一年半的时间，并使人在死前的生活状况变得更加糟糕。这并不是环境保护主义者们的无稽之谈，而是千真万确的事实。在环境污染对人的健康所造成的影响当中，有一些在短时间内就能显现出来，而且是可以量化的；有一些则无法在短期内显现出来，而且也很难通过数据体现出来。另外，癌症、肺部疾病、脑中风以及心肌梗死等问题都是因为空气中含有大量的杂质而造成的。最容易受影响的就是儿童。

东南亚、非洲和中国为大气污染付出了最为沉重的代价。欧洲也未能幸免。不仅受害者人数众多，而且在污染物排放方面也负有责任。在欧洲，大气污染的主要源头是交通运输活动，不过，农业生产活动对空气质量造成的不良影响也逐渐被越来越多的人所认识。电动汽车的出现为这一问题的解决提供了一个（表面看上去）非常有效的途径，但似乎只有个别地方的老百姓真正因此在健康方面得到了实惠。其实，这种改善只是一个错觉。污染被转移到了其他的地方，比如，那些稀土储量丰富，可以为电池制造商提供原料地方（主要是中国）；又如，那些能够生产电能的地方（德国的火力发电站、法国的核电站等）。

有一些污染是我们被动承受的，而有一些污染则是我们主动，甚至是非常乐意让自己承受的。比如，在法国，吸烟每年会导致 73000 人死亡。石棉被禁止了，人们在工作场所吸入的粉尘也越来越少了。不过，还有很多人在吸烟。人类的一些恶习对呼吸系统是有害的。但这些恶习为数不多，而且也是可以改正的。人类的恶习随时都能彻底改变一个人的生活。比如，年轻的女士们在服用避孕药时全然忽略了患上肺栓塞和脑中风（彻底变成残废）的风险。什么？你的祖母 90 岁了还在吞云吐雾，也没见她有何异样？那么好，有些人开着车在高速公路上逆向行驶了 10 千米，而且还闭着眼睛，也可能不出什么交通事故。你想抬杠，我就跟你抬杠。抽烟不会马上死，但是会慢慢地折磨你。烟民们在英年早逝之前，会发现自己的日常生活的品质在下降。味觉和嗅觉不如从前了。皮肤和外貌的变化也直接证明了毒素在慢慢发挥作用。他们会感到疲惫、气短、焦虑。不要忘了还有生活不能自理的问题。其结果就是丧失自由。啰嗦了这么多，全都和你的意志力和没有意志力的你有关。再讲下去恐怕你就要生气了。还是讲一点儿你愿意听的吧。那么，我就来说一样根本不受你的意志力控制的东西：自主神经系统。

自主神经系统

你还没有要求自己呼吸，就已经在呼吸了。你自己连动都没有动，你的血液就已经在循环流动了。你还没有意识到自己在思考，就已经在思考了。一切都在自主运转，不需要我们操一点儿心，甚至都不需要我们命令哪个器官、哪块肌肉或者哪个系统去做这个或者做那个。那个几分钟之前才醒过来，几秒钟之前才站起来的你，竟然已经如此忙碌！你的肌肉在收缩，你的血液在加速流动，你的肺在呼吸，你的眼睛在看，你的鼻子在嗅，你的耳朵在听，你的大脑在指挥。

206 块骨头、33 节脊椎、近 600 块肌肉、5 升的血液、每分钟 70 次的心跳、1000 亿个神经元、500 万根毛发……似乎所有的一切都在自如地、自动地运转，无须任何特殊的干预。即使当我们处于睡眠状态时，我们的身体也没有完全停止运转，不仅没有，还忙碌得很。创造这一奇迹的是一个几乎不为人所知的器官：独立神经系统。科学家们很久以前就已经开始对它进行研究了，但却很少对它进行过描述。过去，为了治疗一些相对比较罕见的病症（比如：慢性疼痛），医院会通过各种各样的外科手术对独立神经系统进行干预。今天，大家已经很少提起它了。但是，总有那么一天，它会再次成为人们关注的焦点。

这一点是肯定的。自主神经系统的风头都被它的一位表亲抢走了。这位表亲的名字很简单，就叫神经系统。有自主神经系统的动物可以为自己感到骄傲，因为它一定是动物界中所谓的强者。

自主神经系统是神经系统中很少受到人的意识支配的那一部分。没有自主神经系统，我们就不可能成为活生生的人。有了它，我们的心脏才能够按照适当的频率跳动。不需要我们专门提出要求："哎，心脏先生，劳驾，能不能跳得再快一点儿？我现在正在跟别人打篮球呢，需要充足的新鲜血液，不然就要输球了！"除此之外，调节肠道运输功能的也是自主神经系统，调节呼吸的还是它，而在天热的时候，为了不让你被烤成肉干而对汗液分泌进行调节的依然是它。自主神经系统颇像是一位尽职尽责的管家，它把我们的大脑解放了出来，让我们能够把精力放在更重要的事情上。不妨想象一下：原始人在追逐猎物的同时，还要忙着对自己的视觉进行调节，以保证两眼一直能够看清那只兔宝宝，并且一直盯住它，不管它是在近处还是在远处；还要忙着调整自己的心率和呼吸频率，以免在最后的冲刺阶段发生昏厥；还要忙着调节汗液分泌，以免在跑到半路时被自己的体温烫熟；还要命令自己的肠子暂时停止蠕动，以免在自己加速时大便失禁；同时，因为是光着脚，所以，在跑到布满石子的路面上时，还要努力破解从脚掌和内耳传来的各种奇怪的信息……

从解剖学的角度来看，自主神经系统的起点在大脑，接近脑的中心部位。其所在的大脑皮层是人类和蜥蜴、两栖类动物和其他一些眼神不太好的动物所共有的。探出大脑之外的自主神经系统开始向脊髓和与脊柱平行的神经干的内部延伸（神经干长在脊椎骨的侧面，由一团一团的彼此互相联系的神经元构成）。最终，自主神经系统形成一个密集的网络，包裹在全身各个器官的周围，以便于在我们浑然不觉的情况下对人体的各个部位进行控制！我们还以为自己的身体不会和自己搞阴谋。没想到啊没想到，我们的身体早已成为阴谋家们的乐土，一个地下组织已经神不知鬼不觉地控制了我们身体里的每一个部位。这就好像我们把用地计划和建筑许可全都交到了同一个人的手上，完全失去了控制权一样。

最后要说明的是，尽管自主神经系统的确无须受到意识的控制，我们还是可以对其施加影响的。比如，当我们集中注意力，静静沉思或是从事其他一些活动的时候，就可以降低心率，就可以使肠道运输功能减弱。我敢肯定，这个器官一定会受到大家的关注。一开始是肠道菌群，后来又是结肠的里里外外，未来各大期刊中一定会有各种各样的和自主神经系统有关的文章。

早上七点半
浴室里

镜子里那个死死地盯着你看的人可真难看。不是气色不好，就是难看。左侧的脸颊上有一个像花纹一样的红色印记，想必是昨晚与床单和枕头亲密接触的见证；一蓬乱发总也理不顺；肿眼泡的四周环绕着黑眼圈；下巴疼得要命；脸色青得发紫；每天早晨都是如此，同一个人，同一副嘴脸，每次都会密切关注你的一举一动，模仿你的一言一行。连动作的先后顺序都没有变过：他向你的脸凑过去，手放在太阳穴的位置，将皮肤向后拉。一个没有效果的拉皮。他叹了口气，低下了头。这依然是他最明智的选择。

皮肤

当你要脱下身上的睡衣时，这个人又在偷窥，又在不怀好意地盯着你身上最庞大的器官看。这个器官就是皮肤，是人体的外壳。它的总面积在 1.5~2 平方米，重量在 2~3 千克，是由水、蛋白质、脂肪、无机盐和微量元素组成的，占人体总重量的 16%。

皮肤的自我管理能力很强，并不需要得到你的关注。但是，它却经受着你的折磨。这是一件很不公平的事情。那么，它怎么报复你呢？每天早晨，它都会一如既往地把你的不良生活习惯反映到你的那张脸上。不过，它爱憎分明：有对你横眉冷对的时候，也有对你喜笑颜开的时候。你参加完为期两周的郊游活动之后，你身边的每个人看到你精神焕发的样子，都会在你面前停住脚步，并且对你说："气色不错啊！"是恭维你吗？不是。你的身体好，别人是看得出来的。气色不会有假。皮肤是一个能够将我们的健康状况公布于众的器官，而且，也是唯一的一个。这样的器官太多了也不好。从来不会有人把自己的肺泡展示给大家看，然后还说："看啊，我的肺泡是多么的光彩照人啊！红扑扑的，像婴儿的小脸蛋儿一样。你是刚戒烟吧。我能看出来。我以前没好意思跟你说，你的那些肺泡啊，那时候看着就已经让人觉得很恶心了……那股味儿啊，就别提了……"

人并非只有 1 张皮，而是 3 张。准确地说，人的皮肤分为 3 个层次。

表皮就是你夏天在阳光下暴晒的时候或是做整容的时候

会剥落的那层皮，也是当你作践自己的身体之后最先发生变化的那层皮：抽烟、喝酒、睡眠不足、晒太阳的时间太少或者太多……

真皮位于表皮之下，是我们骑自行车受伤时流血的那一层。它很少抛头露面，而且表面上没有那么脆弱。但是，如果它成年累月地受虐待，它就会发生质的变化：皱纹、斑点等就会出现。它会在最后让你付出代价，而且让你无法挽回。这个真皮，真是太顽皮。

最后是皮下组织，皮肤当中最松软的部分，位于皮肤最内侧的一层脂肪。和真皮一样，它会在短期内发生很大的变化。如果总是在沙发上享用汽水薯片薯条套餐，那么，到了来年夏天，你的套餐就会转化成身上的赘肉。种瓜得瓜，种豆得豆。皮下组织囤积的不光是脂肪，它还能积累和储存那种我们虽然并不是每天用得到，却又需要确保储量的维生素，即以维生素A、D、E、K等为代表的所谓的脂溶性维生素。顾名思义，这些维生素是能够在脂肪（生物学术语叫脂类化合物）当中溶解的。

要更好地理解皮肤的这3个层次，大家可以回忆一下自己最近的一次烫伤，由暴晒造成的灼伤，或是因做饭时打瞌睡而引起的烧伤。一开始的时候，受伤的地方只会起一个红点儿，当你把手指放在上面按下去时，它很快就会变得又白又亮，而且你会感觉到疼痛。这是我们所说的一级烧伤。接下来，如果倔强的你依然让自己在阳光底下暴晒或者去和滚烫的炉灶来个亲密接触，你可能会发现即使你用手指去按，那个红点儿也不会变色了，而且，还多出了一个水疱。祝贺你，你的情况已经是二级烧伤了。这个水疱是表皮脱离真皮之后的结果。水疱里边包裹着的半透明状的液体是血浆（没有红细胞的血液）。如果我们把这个水疱割下来，就会得到一份非常完美的表皮样本，并且会发现皮肤深层的奥妙，那层被细小的血管映成了浅红色的真皮实为皮肤的机房。在让皮肤经历摩擦之后，我们也会收到同样的效果。如此磨出来的疱，个头儿还是可以的。穿着皮鞋在城市路面上奔跑，而且还不穿袜子的人对此一定深有体会。如果你的烧伤比上述两种情况还要严重，那你就非常不走运了。损伤已经深入了真皮这个层次。你会发现有明显的血液凝固的痕迹甚至是坏死的皮肉。这样的伤势不仅比前两种要严重得多，很且很危险，这是三级烧伤。你骑自行车时擦破一块皮，你的血就会从真皮里成片流出。医学术语叫皮肤破损，听上去更有格调。在这堂形象生动的解剖课的最后，让我们去到奶奶家看一看吧。奶奶要做一道叉烧兔肉给爷爷打牙祭。

奶奶对小动物的皮肤和肌肉进行分离的过程就是剥皮的过

程。粘在兔毛反面的那些白颜色的东西，就是完整的皮肤，总共 3 层。白颜色的那部分，是皮下组织当中的脂肪。在小动物的肌肉上，我们可以看到一层泛着蓝光的半透明的薄膜。这个东西叫筋膜，是覆盖在肌肉表面的纤维膜。

皮肤的表层，也就是表皮，也可以分出 3 个层次。首先是被角质物覆盖的角质层，由含有角质蛋白的细胞构成（角质蛋白质是一个技术词语，听上去很专业，其实就是指角质物）。这种角质物和我们的头发或者指甲属于同一类物质，只不过更加柔嫩而已。我们在做整容手术时破坏掉的就是这层替我们遮风挡雨的细胞。接下来这一层细胞则具有很强的生命力，是表皮当中最厚的一层。最后，是所谓的"底层"。底层的细胞能够繁殖出新的细胞，替代前两层当中老化的部分。一变十，十变百。神能创造出的奇迹也无非如此。表皮是自动更新的，周期为 21~28 天。可以说，这就是我们日常生活中的奇迹！

最后这一层是表皮再生的关键，也使皮肤移植成为可能。底层的表皮也会出现病变，主要表现为所谓的"大疱性皮肤松懈症"。这一命名已经很好地说明了症状：得了这种病之后，表皮会与真皮相脱离，并形成水疱（和前面讲过的二级烧伤时的情况相似）。最后需要强调的是，表皮中的一些细胞含有黑色素。这些细胞被称为黑色素细胞。这种细胞会影响皮肤的颜色，并可能导致黑色素瘤的产生。黑色素瘤是十分可怕的。有些人喜欢长时间在日光下暴晒，殊不知这样做会加大患上黑色素瘤的风险。黑色素是色素的一种，黑色素数量过多会对皮肤的颜色产生影响，同时也决定了皮肤对紫外线的敏感程度。

过度缺乏黑色素的人会患上白化病。黑色素数量过多并不说明皮肤很健康，一个皮肤黝黑的人完全有可能患上皮肤癌。日晒之所以会导致皮肤变黑，是因为黑色素细胞在遭受日光中紫外线的刺激后会分泌黑色素。所以，皮肤变黑实际上是一个警告：小心癌症！当黑色素细胞集中到了一起，就出现了我们所说的"痣"，或者叫美人痣。问题在于如何把痣和黑色素瘤区分开来。要知道，黑色素瘤属于肿瘤。

皮肤上还布满了许多种肉眼看不见的腺体。这些腺体在宣传美容产品的广告中被称为毛孔。广告商们会声称其宣传的产品可以让您的皮肤恢复原有的光泽，让您重新容光焕发。

汗腺负责汗液的分泌。人几乎周身上下都有汗腺。手掌、脚掌、头部和面部的汗腺最为集中。汗腺分泌出大量的含有盐分的水。这种液体是没有气味的。但如果这种液体被困在布满细菌的鞋或者手套里，而你又把它们扔在运动挎包里或者车的后备箱里不管，那就是另外一回事儿了。

紧贴着毛囊（毛发的根部，位于皮肤的内侧）的大汗腺决定的是人体的气味。大汗腺主要分布与腋下和乳头周围（乳头的气味不太好闻。但是因为它离腋窝很近，所以人们总是认为体臭是腋窝造成的！）。

最后介绍一下皮脂腺。这种腺体能分泌出大量对皮肤有润滑和保护作用的皮脂和皮脂膜。大家经常听到的黑头，也就是开放性的粉刺，就是由它造成的。黑头的实质就是没有分散到皮肤当中的皮脂。这些皮脂堆积起来就形成了黑头。我们经常听到的毛孔，实际上指的就是粉刺。如果说成是皮肤润滑物的出口，恐怕就会影响产品的销路了。

油乎乎的皮脂对表皮有保湿的作用（严格来说是进行润滑并防止皮肤干裂，就算是间接地保湿吧）。皮脂的数量须恰到好处：如果太多，你会在月圆之夜熠熠放光，而且容易起脓包和粉刺；如果太少，你的皮肤就会干裂，你就会有刺痒的感觉。皮脂膜（含有水和脂肪）也能够起到保护的作用，可以抵御细菌的侵扰。总的来说，它们都是朋友，而不是你要消灭的敌人。劝你在用去污力超强的产品清除它们之前，还是仔细斟酌一下为好……

对于处在中间地带的真皮，大家就没那么熟悉了。真皮就像是一条宽广的林荫大道，任由毛细血管和神经来回穿梭。毛细血管能够为皮肤提供养分，还能调节皮肤的温度。真皮好似皮肤的机房，一切都来自那里，一切也又都回到那里。其中有多余的脂肪。这些脂肪以脂肪酸的形式出现（由血液输送，最终被储存到皮下组织当中）；还有激素，它能够促进汗液分泌，促进糖分、脂肪酸以及其他营养成分的生成。有了这些营养成分，表皮才能够不断地再生……真皮的血管内时时刻刻都有物质通过！比方说，如果你在你身上的任何一个部位涂抹了含有活性成分的美容霜或者是软膏类的药物，那么，这种东西就会穿过表皮，进入真皮，并加入大循环当中。皮肤与人体的其他部分是分开的。它只是附着在身体上而已。但它又通过血液循环与身体之间保持着非常紧密的联系。你往你的左膝上抹消炎药膏了吗？那么，这个消炎药膏就可能通过心脏重新回到左膝那里，还完全有可能进入右膝、肾脏以及你身体里所有有血液循环的地方。有人觉得药膏会穿过表皮、真皮、皮下组织、肌肉上的纤维膜、肌肉和肌腱、关节囊，最终进入膝盖，就像一个锁定了目标的弹头一样……很可惜，实际情况并非如此。这只是人们一厢情愿的想法（或者是某些人有意让别人产生的想法）。其实，不管是在药效方面还是在副作用方面，使用外敷药和口服一粒药片的结果是完全一样的，只不过外敷药对局部的皮肤会产生一定的影响（主要是光敏反应，可能会很强烈）罢了。另外，在用量方面也难以控制得那么精确。所以，如果你患有肌腱炎或者你左膝的关节病突然发作，而且，你也可以使用消炎药的话，你完全可以在你的左耳处抹上一丁点儿消炎软膏，结果和抹在患处是一样的，而且还省去了宽衣的麻烦。

把皮肤比作衣服或者瓦片是一种误导，请大家不要相信。皮肤不单是一堵挡风的墙，而是一个名副其实的加工车间。而且，它也会如实地记录下你在生活中让它承受的哪怕是一点点的委屈。

皮肤的附属物

早上起床后，发现自己不得不承认，这张皮囊一点儿都不美。它布满了褶皱，绷得紧紧的，还散发出难闻的气味。还好，从它那里散发出的汗味儿被口臭掩盖住了。应该认认真真地清除一下身上的泥垢了。好好洗个澡，多打点儿香皂，这可是每天早上的家常便饭。胳膊、腿、后背、头皮，全身各处无一不被成堆的泡沫所包围，每一寸皮肤都要洗得干干净净。看，澡盆边至少有六瓶盥洗用品在待命：两个是洗头用的（一瓶洗发露，一瓶护发素），两个是洗脸用的（一个是夜用，一个是日用。一个是浴液，还有一个是用于私处护理的（这两个分开倒还有一定的道理）。

你可以随便到任何一家超市的洗护用品专柜去转上一转，那里的商品永远都会令你目不暇接。各种颜色、各种尺码的瓶瓶罐罐一眼望不到边。二合一，三合一，甚至多合一、烛油果香皂、魔芋豆香皂、有再生作用的、有滋养作用的……没个研究生学历连个洗发水都选不出来。我们的头发、指甲和表皮表面那薄薄的一层皮统统都被称为皮肤的附属物。它们都是由一种角质蛋白构成的。这种蛋白质是纤维状的，质地坚硬。皮肤的附属物有什么用呢？问得好！不得不承认，今天，不管是啃指甲也好，秃顶也好，还是不长胡子也好，都不算是什么大毛病，都不会影响到我们在这个世界上的生存。所以，人们总是把这些古里古怪的赘生物和风俗联系在一起。山羊胡是文艺青年的象征；髭须在印度代表一种政治主张，而有些国家之所以在每年 11 月份举办"大胡子文化月"，是因为它们想表达对前列腺癌的防治工作的支持；女人故意不刮腿毛是公开宣扬女权的举动；男人故意刮腿毛是为了在骑自行车时减少空气阻力，并显示自己的竞技水平高……不到哪去。留长指甲是有实际用途的，可以在那些风格怪异的聚会上轻而易举地将蝙蝠的身体刺穿。关于头发嘛，说法就更多了：有人剃秃头、有人留长发、有人将头顶梳得平平整整的。喜欢在田野里跑的可以梳一个都市少女辫，而有些人则喜欢把耳朵后面剃得干干净净的，个性十足的坏小子们不妨像《浴血黑帮》里的人物那样剃个锅盖头……人的想象是没有止境的。

如果我们坚信达尔文的进化论是正确的话，那么，在最一开始，这些皮肤的附属物应当具有一些十分简单的功能：人的指甲相当于动物的爪子，能够让人像食肉动物（熊）那样把肉扯碎，像擅长攀缘的动物（松鼠）那样爬上爬下，像善于挖洞的动物（鼹鼠或者獾）那样刨土，像讲卫生的动物（水獭）那样收拾个人卫生。同时，指甲和我们熟悉的马、牛、野猪等田径高手的蹄子也有共同之处。至于我们的毛发嘛，就相当于动物的兽毛和鬃毛。只不过动物的毛发更稠密，可以帮它们更有效地抵御风寒及外界的侵扰：寄生虫、荆棘、寒潮、箭、磨得不够锋利的双刃石斧。

对于自己身上的皮肤附属物，大家想怎么处理，就怎么处理。如今，它们已经没有任何用处了。另外，大家必须要知道一点，它们的主体都是已经死去的组织。皮肤的附属物由两部分构成：一部分是有生命力的，位于底部，能够不断地再生；另一部分位于表层，虽与外界接触，但只是徒有其表而已，已没有任何活性了。卖洗发精的营业员信誓旦旦地对你说他的药水里含有的植物DNA对你干枯的鬃毛具有滋养的作用。何必呢！为头发提供营养，有点儿像是给一道红砖墙喂饭吃：你可以努力尝试，但必须要有极大的耐心。另外，不要忘了，所有的细胞，不管是动物的还是植物的，都含有 DNA。比方说吧，大蒜汁儿里有植物 DNA，荨麻汁儿里也有。哪位小鬼编出这么一套说辞，还把它当成说服消费者的论据，说明他把赌注都押在能够和科学扯上干系的词汇上了。只不过，华丽的外表下掩盖的是毫无价值的东西，是一片虚无，是 nothing。这就叫忽悠，不管其忽悠的方式有多么独特。

头发和指甲有点儿像海边的风景：我们可以通过外部的装饰使其变得更加美丽，但这种美只是一时的，总有暴风骤雨来临的时候。不过，我们倒是很容易让这些皮肤的附属物变得丑陋不堪。我们可以用化学制剂去刺激它们，也可以不好好吃饭，以破坏它们的再生机制。再生是一个由内而外的过程，是在皮肤附属物的根部发生的，是有生命力的那一部分的活动。就拿皮肤来说吧，真皮和表皮的底部才是决定皮肤外部形态的根本，而不是皮肤表面上已经死去的那一层。就算你一天到晚不停地、成斤成斤地喂它吃烛油果，也是无济于事。

洗澡，多多益善还是适可而止

在法国，每天都洗澡的人只占全国总人口的一半多一点儿。在剩下的人里边，有一些人每两天（24%）或者每三天（11%）才用热水冲一次身子，有那么一小部分人（8%）接触淋浴头的次数甚至更少。一部分人洗澡次数少是因为生活条件不允许，这就没办法了。另一部分人就是不想洗。那么这部分人是不是不讲卫生呢？也不见得。他们在社会交往当中可能会遇到问题，这倒是真的。

下面，我们就来区分一下，看看为了身体健康需要做到什么程度，而为了在普普通通的一天里让身边的各种人愿意接近自己又需要做到什么程度（话又说回来，只有融入了社会大家庭，才能够健健康康地老去，二者之间存在一定的联系）。每天都使劲洗、使劲搓并不是特别有益于健康。可以让两次洗浴之间的时间间隔略长一些——也别太长了，这样甚至可能对我们的身体更有好处：表皮上有很多对人体有益的细菌、病毒和真菌。这些微生物朋友们组成了一道护栏，可以将对皮肤有害的细菌等拒之门外。这是人类所特有的生态系统，具有一定的杀伤力，就像森林里的荆棘一样。虽然说有点儿让人讨厌，但从某种程度上来说，又是不可或缺的。每次洗完澡之后，这个微生物群体便会折损50%~80%的战将，而且，其兵力在8~24小时之后才能恢复到正常的水平。在这个恢复期当中，我们这个由细菌组成的铠甲形同虚设。此时，外部的敌人就会趁虚而入，对我们进行渗透，并直接或间接地释放出难闻的气味，让我们的皮肤变得紧绷，让我们起痤疮，让我们起湿疹……

当然，如果走向另外一个极端，我们的身体就会对各种寄生虫（虱子、阴虱、疥疮）、细菌和令人讨厌的真菌变得十分的宽容。那时候，可要有海纳百川的胸怀啊，有朋自远方来不亦乐乎嘛。不过，也要小心，你的身体会变成一个藏污纳垢之所，一个名副其实的垃圾堆。

为避免上述惨剧的发生，我给大家这样几条建议：冲淋浴或洗澡不要过于频繁，不要玩儿命地搓，不要用碱性太强的香皂，不要用颜色太丰富、功效太神奇、化学成分太复杂的浴液。天蓝色的浴液肯定不是蓝精灵们炮制的纯天然物质：一般来说，那里不会有什么天然的东西。

不完美的皮肤

并不是只有在浴室才能找到形状颜色各异的瓶瓶罐罐。刚披着浴巾走出来的你，已经开始往还散发着香皂味儿的身体上抹东西了。这一次也是，针对不同的身体部位要使用不同的产品。保湿的乳霜抹在腿上，特殊的药膏抹在脚上（可千万别抹到脸上，不然你的耳朵可能越看越像脚趾头），嫩肤霜抹在手上。增强皮肤活力的喷剂（让自己的脸色可以和海鸥或者布列塔尼的水手们相媲美）、修复液（应该能修复点儿什么吧，具体能修复什么还需进一步了解）、粉底——最美的那层皮肤都要抹在脸上。除痘的、保湿的、祛斑的、防皱的，各种各样的皮肤护理产品，应有尽有。它们可以处理各种尚未发生但可能发生的问题，也可以消除已有的各类瑕疵。使用美容护肤用品，好比是让爱心熊去抵挡天线宝宝的攻击，好比是到崇尚素食的保险商那里给自己的宠物买一份寿险。精通药理的人明白这一点，做着发财梦的生意人更明白这一点。美容护肤品的成功离不开以下几个要素。

——大家共同关心的问题。大家都想有完美的肌肤，没有皱纹，没有痘痘，没有斑痕（而且最好是在保持原有生活习惯的情况下）。

——以貌取人的社会大环境。有些人觉得自己的皮肤有问题。他们的判断或许正确，或许错误，但他们都需要美容护肤品来维持一种自信。说白了，他们就是那些非常愿意相信在这个世界上会有奇迹发生的人。

——国家法律不禁止。

其实，美容护肤品处在一个灰色地带上。它的生存理念是打健康医学的擦边球：健康这个词的外延是很难界定的。不被列为"医药用品"对它而言是一个绝好的机会：它基本上可以想怎么宣传就怎么宣传，而且既不需要拿出科学依据，也不必受到生物医学领域的法律法规的制约！它可以说：

——"内含植物 DNA"。

——"用户满意率达 100%"。对，采访的对象全都是满意的用户。

——"这是经过实践检验的"。没错，实验室里的 3 个实验员都试用过了。

——"一夜年轻十岁"。也别年轻太多了，不然迪厅就不让进了！

皱纹

给大家举个例子，大家就明白了：皱纹。注意了，我要说一句大家都不愿意听的话：到目前为止，人类还没有找到有效除皱的方法（除非只做做表面文章，去做个整容手术。不过，大夫给你用的那些东西究竟会造成什么后果就不好说了）。这些难看的褶皱是在皮肤的中间这一层，即真皮这一层形成的。这一层的结缔组织中含有以胶原蛋白为代表的纤维。这些纤维为皮肤搭建起了基本的构架，并赋予其弹性。随着人年龄的增长，皮肤的基本构架变得越来越松散，导致了皱纹的形成。

美容产品和药物的主要区别在于它们向真皮层渗透的能力不同。也就是说，它们进入人体大循环的概率是不一样的。乳霜的渗透能力止步于皮肤的表层。不管商家把它宣传得有多么神奇，它都不具备消除皱纹的功效。不管怎么说，有一点不要忘记，化妆品中的许多乱七八糟的成分和各式各样的辅料绝对不是什么天然有机产品，滥用化妆品纯属没事找事，伤害皮肤不说，还会导致其过早地衰老。总之吧，我倒不是想打击大家的情绪，指望用化妆品解决问题，肯定是没戏了。我再啰嗦一句，你皮肤现在的情况取决于你几十年前是如何对待它的：抽烟、喝酒、在阳光下暴晒、不好好吃饭、用药后产生的副作用、不喜欢到户外活动……如果你住在切尔诺贝利核电站附近的话，还有电离辐射。

耳朵

你可以洗遍身上的每一寸皮肤，每一个角落，当然也可以彻底清洗一下脑袋两边的两个小坑。要是有人看到有什么好东西从你耳朵里掉出来，那可就糟糕了（你也知道，耳朵里是不可能掉出来什么好东西的。但我还是想这样说。当医生的，什么怪事儿没见过），太恶心，太丢人。每天早上，你都会习惯性地拿起一根细细的两端绑着棉花的小棒儿。每天早上，你都会在两只耳朵里重复做相同的动作。而那个动作，会一点一点地破坏你的耳道，还会把你无法排出体外的东西硬塞到耳道的最里边儿。

这个像隧道一样的通道是有生命力的，是忙碌的。它的表面为纤毛所覆盖，这些纤毛可以将污垢拦在体外，并将其埋进耳垢里。我刚才说的好东西，就是它，就是令人讨厌的耳垢。耳洞里布满了耳垢。可是，用棉签污染环境啊。再者，你把它使劲塞到耳朵眼儿的最里边儿，还转啊转，搅啊搅的，殊不知这样做非但清除不了什么污垢，还把脏东西都带了进去，并对耳道的外壁造成了刺激。在这种刺激之下，你的耳朵只会分泌出更多的耳垢。

这么折腾耳朵有可能会导致感染，即外耳道发炎。外耳道炎的症状是很容易分辨的：耳朵流脓，耳郭被碰到时会感觉到疼。这样做还会使鼓膜受到损伤。鼓膜位于较深的地方，但是用棉签能够得着。怎么办？别抠耳朵。再说棉签也不环保。道理倒是不错，可是耳朵里那么多脏东西都不清理，也太不讲卫生了吧……果然，大家又一次把美学意义上的卫生和健康学意义上的卫生混为一谈。清理耳道是为了保证体面而必须要做的事情，但绝不是生活保健的必要举措。人体有很强的自我清洁能力。你当然可以动手清理，但是你的动作一定要轻柔才行。脏东西被埋在耳垢里，耳垢就在耳朵边儿上，你垫一张小小的纸巾、戴一只手套或者直接用手指就可以将其清理掉。也不一定非得等它在秋天到来时自动掉到你的肩膀上。

人们对耳道有许多误解。有人觉得游泳池里的水会从这里渗入并进入脑腔，甚至将我们的大脑包围，或者认为有些小虫子会顺利地从耳道钻进脑子里，然后大口大口地吞噬我们的神经元。放心，这种事情是绝对不可能发生的。纯属子虚乌有！市游泳馆泳池里的水也好，饥饿难耐的小虫子也罢，如果它们真的想进到人的脑子里，就得赶紧从耳朵里出来，寻找其他的入口：耳道是个死胡同，而且也不可能有任何金银财宝藏在那里。在这个通道的末端，距离出口仅有 2.5 厘米的地方，入侵的物体会遇到一个屏障，鼓膜。它的直径最多只有 1 厘米。在有声音传入时它便会震动。我们的耳朵，准确地说是耳朵里的鼓膜，就是通过这种方式将信息传送给大脑的。大脑能够对震动进行识别，并将其同更具体的现象结合起来。

鼓膜直接保护的是中耳，也就是我们这面鼓的共鸣箱。中耳内有听小骨和软骨，能够将鼓膜的机械振动传至内耳的耳蜗。耳蜗是真正意义上的听觉器官。如果说它的形状酷似蜗牛的话，那么它身上的壳最高不会超过 5 毫米。它将听小骨接收到的机械振动转化为电脉冲，准确地说是化学信号，并经由听觉神经（也就是神经元）传送给大脑。听小骨所在的中耳几乎是一个完全密闭的空间。不过，在那里，我们还是可以发现一个很小很小的孔。这个孔通向咽鼓管，也叫耳咽管。这条管道将鼻咽部，也就是鼻子最里边儿那部分（就在咽部的上方；而软腭，也就是上腭后部很柔软的那部分，则位于咽鼓管和咽部之间），和中耳联系起来。如果这条通道因为机体出现炎症而发生堵塞，比方说，在你感冒的时候，有一些液体就会淤积、停滞在那里，并造成感染。这就是细菌性的急性中耳炎。脓水无法通过咽鼓管流出，便会涌向鼓膜，并对其施加压力。这下可不得了了。鼓膜有可能会破裂，导致脓水从耳朵里流出来。这个天然的屏障被打破之后，病情会得到一些缓解，但这只是在拆东墙补西墙。这时，我们的听力肯定会受影响，而且我们必须要想办法让鼓膜愈合。鼓膜上出现穿孔之后，中耳便失去了保护，我们就不能再把脑袋泡进水里了。在我们乘坐的飞机做俯冲动作和落地时，我们又会感觉到疼痛。这是再正常不过的事情了：不管是在水里还是在空气当中，我们的位置越是靠下，人体承受的压力就越大，而这个压力也会被施加到鼓膜上。在潜水时，我们要依靠来自嘴和鼻子后部的压力将空气送入咽鼓管（又是它），这样，中耳内部的压力就会增加，鼓膜才会重新恢复平整（鼓膜两侧的压力变得一致）。如果是在飞机上，正常来讲，嘴里的气压和耳朵里的气压会同步上升。这种压力会被传递到咽鼓管里，使鼓膜两侧的气压达到平衡。但是，如果这条通道过于狭窄，或者因为出现炎症而发生肿胀，这个脆弱的平衡就会被破坏。

如果不想让咽鼓管发生堵塞，最有效、副作用最小、最省钱的办法就是用浓度较低的盐水清洗鼻腔。这样做会使这条通道重新变得通畅起来，而且会方便杂质流出，最重要的是，会让你感到舒服很多。所有的耳鼻喉科医生都主张这样做，而大家也的确应当这样做。但这样做看起来有点儿古怪，所以根本没有人照着去执行。最后，有些人在情急之下宁可去开一些疗效并不是那么明显甚至是很危险的药。

问题是，盐水不会引发中风，可使用鼻腔血管收缩剂却会有这样的风险，值得庆幸的是，致病概率并不是很高。你也可以通过张大嘴，嚼口香糖等方法强制自己的咽部产生运动，并通过这种方式将向咽鼓管内注入一些空气。

耳朵的末端是内耳。在前文当中已经提到过了，蜗牛形的耳蜗负责将鼓膜的机械振动传递给大脑，大脑再将这种声音信号转化成具体的概念：喵是猫的叫声，汪是狗的叫声……大脑

会把听到的声音和看到的画面结合在一起，然后再找出相应的
联系（也有判断失误的时候）。前庭含许多半圆形的管路，是内
耳的第二段通道，主管身体的平衡。从外表上看，它像是一条
长着 3 条触须的鱿鱼。它就像是一个万向水平仪，通过几个处
于悬浮状态的小硬核发出电信号，告诉你现在你的情况到底是
大头朝下还是大头朝上，是静止不动还是处于自由落体状态。
大脑会对这些信息进行分析，并同脚掌和眼睛感知的信息进行
对照。当不同来源的信息之间出现矛盾时，当脚和眼睛传达的
信息不一致时，就说明出现了假消息：你就会恶心、头晕……
这就是为什么在车上看书会让那些特别敏感的人感到不舒服。
眼睛看到的明明是一片止水，内耳感受到的却是一次又一次的
急转弯：这也太乱套了！当大脑摸不着头脑时，你就会有想要
呕吐的感觉。不过，如果你看路的话，一切就都变得合理了，
大脑也会松一口气，也就不会找你的麻烦了。

鼻子

你清早起来把全身洗了个遍，却唯独把鼻子晒在了一边。
什么都不能往鼻子里放，放什么都特别难受。这八成是因为鼻
子的形状太奇怪了吧，给人感觉鼻孔就像是两条径直通向头顶

的高速公路，直奔大脑而去。很多人都以为如果把筷子插进鼻子里的话，肯定会当场玩儿完。请大家放心：筷子也好，天竺葵也好，食指也罢，不管你把其中哪一样儿送进鼻孔里，你最大的感觉无非只是钻心的疼痛而已。鼻孔的实际走向和它表面上指出的方向是截然相反的。其实……它通向口腔的深处，说得再准确点儿，是鼻咽部。这个部分通过咽鼓管和鼓膜内侧的中耳相连。鼻咽位于口咽的正上方。口咽在嘴的最里边儿，即食道入口和咽部的正上方；食道是通向胃部的一条管道，而咽则是气管的入口。由于气管负责向肺输送空气，所以咽部是一个容易出危险的地方。食物本应进入食道，但总有误入歧途的时候。上腭是一个水平方向上的隔断，将鼻咽和口咽隔开。天生有兔唇缺陷的人上腭是不完整的（在今天，这个问题很容易矫正）。

如果你能够进到一个人的鼻子里的话，那么，进去以后面临的问题就是寻找通道。答案是向前走。不是往上，而是一直往前走。我们不妨用一个具体的例子说明这个问题。在对一只母老虎动手动脚之后，你可以昂首挺胸地迈步向前走，但你的鼻子会花花淌血。此时，你就需要将一块止血纱布（就是一截具有一定硬度的棉花，可以用于止血。止血的英语为hemostasis，hemo指血，stasis的意思是停止）沿着与地面平行的方向径直塞进鼻子里。也就是说，你要把纱布塞到脑子的后边儿，而不是上边儿。我的意思是：千万不要被鼻子的外形所蒙骗。但从外形上来看，它好像只适合在水中或者在灌木丛中为我们开路。

鼻子是一个表里不一的气管。当我们用生理盐水（浓度很低的盐水）清洗鼻腔时就会明白这一点。年轻的父母们在他们的宝宝患上感冒之后备受折磨，于是，他们就会用生理盐水为宝宝清洗鼻腔，一是让宝宝呼吸更通畅，二是让自己睡得安稳一些。具体做法是让孩子侧躺下来，然后用力往鼻子里喷生理盐水，水会从上面的鼻孔里流进去，再从下面的鼻孔流出来，还有一部分会流进胃里。不想尝试一下吗？在感染多发的季节，清洗鼻孔可以保证鼻咽处的清洁，让咽鼓管保持畅通，从而预防中耳炎和鼻炎。

既然咽鼓管这么重要，又如此脆弱，光是说一说怎么能行，是不是可以考虑把它给撑大一点儿，岂不省去许多麻烦？问题在于，如果这条管道变成一条林荫大道的话，嘴和鼻子里的许多脏东西肯定就会趁机爬到耳朵里。这可就不得了了。

眼睛

从刚才的那一刻开始，它们就一直在关注自己面前所发生的一切。这两个小圆球，或为蓝色，或为棕色，或为绿色。一开始，它们几乎完全被眼皮挡住，毫无神采，后来，它开始变得越来越有生气。如果只有一只眼睛睁着，则会让人在一开始的时候感觉很不舒服。它会让你联想到直勾勾地盯着你看的死鱼眼，禽蛋摊位上等人宰割的老母鸡，或者黑不溜秋的、周围布满了苍蝇的牛眼。或者还有更可怕的：地铁上或办公室里那些大流氓的贼眼。

不过，这世上也有漂亮的眼睛，迷人的眼睛，令人神魂颠倒的眼睛，炯炯有神的眼睛，眨来眨去的眼睛，滑稽可笑的眼睛，二流电影中让你心醉的眼睛。

说得实际一点儿，眼睛首先是一面风挡玻璃，可以抵御飞虫的袭击（眼角膜）；是玻璃窗上的窗帘，可以抵御刺眼的强光（虹膜，就是那个或是蓝色、绿色，或是棕色的圆圈。眼睛的颜色就是由它决定的。在光线变暗的时候它会扩张，以让更多的光线照射进来。这一特征在猫的身上体现得特别明显。）；另外，它还是一面透镜（晶状体），能够通过改变镜面的弧度来改变焦距，从而改善清晰度，就像一个变焦镜头一样。我们只能看到晶状体的一部分庐山真面目，虹膜中心的那个黑点儿就是晶状体。其实，它本来是半透明的，但由于它被包裹在眼球里边，所以它看上去有些发黑；同时，它也是光线的接收装置（平铺在眼底的视网膜），能够在大脑的帮助下将光线转化为图像，这和耳朵里的声音接收装置能将声音的震动转化为有意义的信息是一个道理；最后，眼睛还是凝胶（玻璃体），能够对眼球的中心部分起到填充的作用。以上便是这个球体的主要组成成分。

这对眼球是人与外界沟通的主要器官之一。光信号抵达视网膜之后会被转化成神经信号，并经视神经传递到大脑的后部。在日本连环画当中，我们会看到，当坏人的眼睛被抠出来时，上面还连着一些管路。这些管路就是视神经。信息到达指定地点之后，会被加工成能够被人理解的信息，并进入人的意识当中。人们会根据各自的文化背景、排斥心理和兴趣爱好等对这些信息进行更进一步的解析。比方说，对于有些人而言，蜘蛛是非常可怕的动物；而对于另外一些人而言，则是一道别有风味的下酒菜，甚至是一个新朋友。

大脑接收的不是简单的信息，而是带有感情色彩的思想意识。这有点儿像用智能手机拍照片。手机会自动对图像进行多次过滤，以使其得到优化（你以为呢，你本人的脸色其实有点儿发青）。这样一来，你的脸色看起来会更好看一些，会更有血色。这就是为什么人看东西时经常会产生错觉，甚至不同的人看同样的东西会产生相对不同的认识。还记得那条小小的连衣裙吗？它竟然将整个人类分成了两个派系（这人类难道就没别的事儿可做了吗）。一部分人认为这条连衣裙是蓝色加黑色的，另一部分人认为它是白色加金色的。还有些人说人的视力下降之后，看东西时也有可能产生错觉。人脑能将眼睛传送的光波转化成能够被其理解的信息，而人脑的这一诠释与事实的本来面目之间会存在或多或少的差距。比如，有天晚上，你在天边瞥见了一轮火红色的明月，巨大无比，妙不可言。你彻底被惊呆了，同时，又产生了一种恐惧，生怕有狼人跳出来将你开膛破肚。于是，你便决定将这一永恒的瞬间记录下来，并让你那沉寂多年的微信账户重新活跃起来。看来，还真是需要点儿勇气才行。于是，你掏出电话，咔嚓，大功告成。结果出人意料：屏幕上出现了一个只有几厘米大的亮点儿，虽然很美，但小得可怜。没错，没错，就是它，远景里左侧的那一点。那个就是月亮……难道说那是汽车的大灯，很难说。为什么会这样？你的手机还原了真相：月亮的确很小。只不过是你的大脑抱有不同的意见而已。这就是著名的天边明月错觉……大家可以到自己喜欢的科学网站上了解各种各样的相关学说。我呢，可要开始介绍牙齿了。

牙齿

清晨的洗漱过程是一个庞大的工程。其中有一个环节几乎很少有人忘记……刷牙! 牙齿本身并不难闻。它和街上的路灯闻起来是一个味儿,除非路灯柱子上有狗的小便。不过,牙齿需要更细心的照料。若不及时清理,堆积在上面的杂质就会腐败变质。

牙齿的里面是肉,即牙髓,外围是坚硬的钙质:人的骨头是由多种成分构成的,同样,人的牙齿也是有机物与无机物的巧妙结合。牙齿的外部被牙釉质所覆盖,所以看上去光滑、亮泽。人最开始有 20 颗牙齿:上面 10 颗,下面 10 颗。在孩童时期,乳牙会脱落,取而代之的是 32 颗恒牙,其中包括 8 颗门牙,4 颗犬牙,8 颗前磨牙和 12 颗磨牙(其中包括 4 颗智齿)。这是理想的状况。在实际生活当中,我们会有各种遭遇:把大块的硬东西放到嘴里嚼,正微笑时被飞来的空心砖砸中。只听咣的一声,牙齿遭了难! 恒牙折损之后,只能用替代品去弥补,别无他法。

如果只是局部的缺损,用一小块合成材料填充一下即可。这种合成材料像很橡皮泥,被雕琢成规定的形状之后就会慢慢变硬。如果只有牙根尚存，那么，不管牙根是否还有活力，都需要戴齿冠，就是在牙根上再放一段假牙。所谓齿冠，就是牙龈上方可见的那一部分。如果你的牙被连根拔出，那就需要补一个用钛做的假牙根——其实就是在骨头上下一根螺丝——然后再在上方加上一个齿冠。这就是价格高得可怕的所谓种牙。

还有一个办法，就是做牙桥，英语叫 bridge。顾名思义，做牙桥就是依靠周围的好牙对假牙进行固定。这样的话，就不需要补牙根了。

假牙就好像脱离了骨头被悬在半空一样。这和戴假牙套的道理是一样的。戴假牙套就是以没有缺损的牙为依托，往那张像瑞士奶酪一样千疮百孔的嘴里加入义齿。大自然不喜欢空白，嘴也不喜欢人去楼空的感觉。舌头只在一端有固定，总往下耷拉，因此需要被限制在一个框框里。如果空当太多了，所有的牙都会活动。下颌骨（齿龈骨）也不想当光杆司令。小兄弟们向它施加的压力对它而言是一种积极的刺激，失去了小兄弟们的支持，这块骨头就会回缩，就会越来越难以向假牙套提供支撑。牙掉了以后一定要及时补上，道理就在这。我们跟老年人说不能长期不戴假牙套，也是这个道理。

有时候，牙齿也会自动从下颌骨上脱落，致使根部被暴露在外面。这就说明有可能人在健康方面出现了严重的问题，比如说，坏血病。有些声称自己永远不会吃蔬菜或者水果，除非自己下辈子投胎当马蜂。这样的人就容易得坏血病。如果牙的内部已经溃烂，也会导致这一问题的产生。龋齿到了很严重的地步时，就像房梁被白蚁掏空了一样，牙根都已经开始腐烂了。补救的最佳方案？不要等撞了南墙再回头！每天刷两次牙，每次两分钟。不要把牙龈给刷坏了，因为牙龈的健康对牙的保健至关重要。每年至少看一次牙医。如果牙齿没有什么大的问题的话，这些简单易行的措施就可以让你笑起来很好看，或者说，不那么难看。

想要拥有一口超级亮白的牙齿？实话跟你说吧，很遗憾，这可不是单单靠讲卫生就能解决的问题。牙的颜色是基因决定的，具有不确定性。除此之外，这也和我们的饮食习惯有关系。茶、红葡萄酒、咖啡、烟草等都会对牙齿的颜色造成影响。

别忘了还有牙垢。它淤积在牙齿上，会使其失去所有的光泽。经常刷牙可以有效地防止牙垢的产生，但有时也必须要到我们的牙医朋友那里正儿八经地洗一次牙。牙垢对于病菌而言是理想的藏身之地。它们会在那里找到一个很隐蔽的地方，然后不声不响地对牙齿进行腐蚀。所以说，洗牙不光是为了美。最后，说一句让大家失望的话，时间对于洁白的牙齿而言也是一个不利因素：随着时光的流逝，牙釉质会逐渐被消磨掉，使牙里面发黄的一层，也就是所谓的牙本质，暴露出来。我们也可以故意让牙变成金黄色，使牙齿看上去像捕兽器上的锯齿一样。这在说唱音乐界很流行，说不定也会成为凡尔赛的上层人士追逐的时尚。我们无法判断未来的情况。时尚这个东西有时很是让人摸不透。

人应该穿衣服吗？

香皂也打过了，澡也搓过了，身子也擦干了，护肤品也抹了，香水也喷了，就差给这个一尘不染的躯体打一个外包装了。人是衣服马是鞍啊，连上等的生肉都有包装呢：要么用白色塑料盒装，要么用涂了黑漆的塑料盒装，圣诞节的时候，甚至会用金黄色的塑料盒装，使得同一块外脊肉在外观和价格方面彻底发生变化。人体也是一样，需要包装，需要点缀。多多少少都要花点儿心思，带点儿目的，讲点儿品位。

面对塞得满满当当的衣橱，有些人每天早上都要苦苦挣扎一番："我都不知道穿什么好了！"有些人则不假思索地伸出手，抓到哪件就穿哪件。可非得这样吗？我们就不能省去这些啰里啰唆的繁文缛节吗？

有人每天在这上面浪费半个多小时，有人甚至每天要为此浪费两个小时的时间。如果我们能用这些时间做些更有意义的事情，那我们这个世界该有多么的美好啊。来，让我们体验一下连续两三天不穿衣服是个什么感觉。时间就定在二月份，地点就定在大城市，如果在八月份的哥德尔角做这件事情，那就没有意义了。社会影响嘛，大家就不用去顾忌了：我们就权当没人在乎这事儿！小鸟不会在乎，月亮也不会在乎。在家里就更无所谓了，只不过需要一直把暖风开着，可能有点儿费钱（之前就讲过，谁都不会在乎。邻居是怎么想的我们就不考虑了）。那如果要出去呢？很可能你一出门儿就会踩狗屎。倒也不是什么大碍，小意思了。接下来，你的脚掌还要经历一连串的考验呢：碎玻璃、金属片、啤酒瓶盖……狗屎里的细菌一定会顺利进入你的血液循环。不一会儿，你就会手脚冰凉。于是，你便跳上了一辆公交车。至少，那里边暖和啊！上车以后要小心，不要让身边的哪位女士用挎包把你的蛋给打飞。你汗涔涔的大屁股在座位上坐出了两块湿漉漉的印子，之后坐这个位置的乘客得有多高兴啊。生活是多么的美好啊！

总之，大家已经明白我的意思了。把你的身体和这个世界分隔开是实际生活的需要，没有那么多高深的哲理可言。不要把什么事情都归结为礼节和原则。

话又说回来，这一客观需求已经在很大程度上成为生活中的一种装点，与人体保健的相关度已经不是很高了。就拿脚来说吧。

　　人类经历了两百万年的自然选择才长出了这样的脚，可人们却给它配上粗鞋跟、细高跟、厚鞋底，制作出特殊的鞋底让脚面向前倾斜。大自然的安排肯定是非常合理的，如果这样的结构真的符合人的实际需求，它必定会让人长出鞋跟一样的脚后跟，软垫一样的脚掌。和紧身牛仔裤一样，太高的鞋跟会给人们带来不小的束缚和一大堆的困扰，还有健康问题。

上午八点半
上班了！

上班又要迟到了。法国国际广播电台的新闻和报纸摘要节目就像钟表的滴答声一样催促着你。此刻，你本应已经骑上了自行车，钻进了地铁，或者坐到了车的驾驶席上。一般来说，在播放时政新闻的时候，也就是半小时之前，你就应该出发了。你飞快地将胳膊伸进大衣袖子里，将脚伸进旅游鞋里。你顺势从厨房的餐桌上抓起昨天剩下的那一大块面包，塞进嘴里，用牙咬住，然后使劲一带门，来到了户外。

免疫系统

一来到外边，脸也难受，眼睛也难受，肺也难受，喉咙也难受。当你跨过门槛，离开温暖的家时，这个世界似乎马上就变得不友好了，你也开始面对各种各样的威胁。当然了，所谓的威胁永远来自他人。如果我们的周围没有这么多的人，我们感染病毒、细菌的可能性肯定要小得多。

　　每一个行人都是移动垃圾站，每一个行人的双手都沾满了病菌。如果人与人（或与动物）之间不接触的话，传染病的传播渠道就基本上被切断了。只要我们一进入这个文明社会，各种毒素就会钻进你的鼻孔，进入你的肺部，并和病毒、真菌、细菌和寄生虫等各类讨厌的病原体勾搭成奸。危险无处不在：飞沫、门把手、电脑键盘……人体一直都在和恶劣的生存环境作斗争。

　　免疫体统是抵御外界侵扰的第一道防线。与传染病进行殊死搏斗的，就是它。它的作用至关重要，然而，却很少有人明白这一点，甚至，还有人对它的重要性不以为然，更有甚者，干脆就当它不存在，并声称人类的人均寿命之所以有了显著增长，是因为人类发明的抗生素弥补了免疫系统的缺陷。还有人不把它当回事儿，宁肯让健康的孩子和成人一样，大把大把地吃一些治疗病毒性鼻咽炎、病毒性肠胃炎以及病毒性支气管炎的药。"等支气管发炎了，就晚了！""这都是感冒没治好引起的！"我们经常会听到这样的话。可是我有必要提醒大家，感冒是得治……可也得先让免疫系统发挥一下作用啊！抗病毒药物的种类很少，而且它的适应证也不是那些由病毒引起的季节性多发疾病。抗生素对这样的病是不起作用的（因为它消灭的是细菌，而不是病毒），而且，它也不能防止由细菌引起的重复性感染。疫苗当然是有作用的，但不能因为有疫苗就将免疫系统抛之脑后，二者是相辅相成的，有了我们自身免疫系统的支持，疫苗才能够发挥作用。

过去，因为传染病死了很多人；今天，在许多地方，依然有很多人死于传染病。其最主要的原因有三：卫生条件差，饮用水缺乏和营养不良。在一名爱动脑筋的农民的帮助下，一位污水处理方面的专家比一位医学界的翘楚更有可能让贫困地区的人长期保持健康的体魄（但这话不要对医生说，他心眼儿比较小）。服用太多的抗生素之后，细菌便对药物产生了承受能力，有了抗药性。等到真正需要用到抗生素的时候，抗生素反而无法发挥作用了。这是非常可怕的，因为吃亏的是我们自己。抗生素还有一大堆副作用，不仅很严重，而且往往在短期内无法显现出来（主要是一些疑似消化道炎症的疾病）。而且，这也是对金钱的一种浪费，累计总额高达上亿欧元。当然，对于一些抵抗力非常弱的人来说，我们不能轻易下这样的结论，因为将细菌引起的感染和病毒引起的感染区分开是一件很难得事情。但过多地使用抗生素肯定是没有任何科学道理的。

免疫系统的防御作用不单单是针对生活中常见的传染病而言的，这位超级战将还要同一位劲敌过招。这个劲敌，就是癌症。战斗是艰苦卓绝的，但也是无声无息的。人体内的细胞在一位名叫 DNA 的总指挥的领导下不断地进行自我复制。于是，细胞会不停地增长和更新。新生成的细胞都是一个样：它们什么都不是，也什么都干不了。说白了，在这一点上，细胞和人是一样的。后来，它们之间出现了分化，因为它们最终的用途是不同的：心肌细胞、皮肤细胞、骨细胞等。它们在外形和功能方面需要满足它们所要服务的器官的要求。这相当于一个由普通基础知识培训向专业能力培训过渡的过程。此时，癌细胞这个群体的成员正过着自由自在的生活：它们的服务对象就是它们自己。

癌细胞源自 DNA 突变。这种突变可能是烟草、酒精、化工产品或 X 线等外部因素引起的，也可能是其自身产生的。癌细胞彼此之间没有区别，也没有什么实际的功能。它们不仅什么都不是，也什么都干不了，而且还丑陋不堪，一肚子坏水。这还不说，它们还毫无顾忌地繁殖和扩张，直至形成肿瘤。这些肿瘤的尺寸会不断增大，并转移到其他的位置——所谓癌细胞的转移。还好，有免疫细胞在。它们是我们的贵人，时刻保持着警惕，在癌细胞还没来得及做坏事之前就发现它们，并将其摧毁。不过，癌细胞也不甘心束手就擒，它们可以施展手段，骗过免疫细胞，在免疫细胞面前瞒天过海。这就好比一个毒品贩子最好不要开着保时捷卡宴招摇过市，以免让别人一眼就看出自己是毒品贩子，而是要坐进一辆贴满动物形象的低档两厢车里，再戴上一副米老鼠造型的太阳镜。帮助免疫系统对它们进行辨识（癌细胞，不是毒品贩子）是肿瘤学发展的一个重要方向。

不过，有时候，一直保持高度警惕的免疫系统也会失去理智。一天到晚抓特务的它，有时也会，敌我不分，打击一大片。失去约束的它，开始撒野了，好像一支得胜凯旋的作战队伍，在庆功宴上喝得酩酊大醉后，跑到自家营地上放火一样。其实，这就是一种自我毁灭。医学上管这个叫"自身免疫"或"自身免疫性疾病"。这种免疫系统发生紊乱的情况及其引发的病症已经越来越多了，简单说来就是特征越来越明显，而且越来越容易诊断。胰岛素依赖型糖尿病就属于这种情况，得病的通常是年轻人。

这和主要由不良生活习惯引起的成人发病型糖尿病有所不同。自身免疫性疾病还包括多发性硬化、强直性脊柱炎、多种甲状腺疾病以及类风湿性关节炎等。过敏也是免疫系统发疯以后引发的系列病症之一。与上述情况有所不同的是，这一次免疫系统倒没有自己跟自己过不去，而是对螨虫、花粉、花生等造成的轻微不适过度敏感，小题大做。情况最严重的时候，这种过敏反应会致命。血管神经性水肿和过敏性休克就属于这种情况。防止过敏的关键在于确定过敏源并避免与其发生接触。而要对自身免疫性疾病进行治疗，则需要让我们的卫士们放松警惕，以防止它们自摆乌龙，同时，我们又不能让它们彻底失去战斗力，因为它们还要去抵挡敌人从内部和外部发动的进攻。

自身免疫性疾病

自身免疫性疾病的患者主要是女性。女性之所以会成为高发人群，原因是多方面的，其中包括遗传因素和周围环境的影响。肠道菌群是免疫系统和外界发生接触的第一道媒介，也是引发节段性肠炎的头号嫌疑犯。节段性肠炎是一种慢性肠道炎症，是自身免疫性疾病的一种。此外，烟草、某些污染物、精神压力、某些药物、饮食也是自身免疫的诱因。最后，还有一种被称为"过度清洁"的理论，认为太讲卫生或者滥用抗生素会使人体与传染病源接触的概率降低到正常水平以下，从而导致免疫系统的认识和适应能力下降。只要诱因一出现，免疫系统就会发生紊乱，作出疯狂的事情。关于自身免疫的问题，科学界尚无定论。

免疫系统的工作难就难在需要分辨出谁是人体中自有的部分，谁是人体中的异类。如果它无法进行辨认，它就会不假思索地将人体内正常的细胞也消灭掉。就像一个失去理智的射手一样，将枪口对准了手无寸铁的群众。对于病毒和细菌，免疫系统是非常有分寸的：若是那豺狼来了，迎接它的有猎枪。更让人叫绝的是，免疫系统会对敌人的情况进行记录。免疫系统会对之前参加过的战役进行分析，总结出曾与它对阵过的敌人的弱点，并有针对性地开发出专门的武器，以更有效地打击敌人。这个无敌镭射武器的名字，就是"免疫"。如果免疫系统在早年间曾和水痘有过交战的经历，那么，当它再次与穷凶极恶的 VZV 先生（水痘带状疱疹病毒的英语简称）遭遇时，它就不会再顾此失彼了。只要这个坏蛋胆敢再迈进它的家门，它就会以一枪爆头的方式作出回应。不容敌人争辩，也不事先提出任何警告。免疫系统之所以能够做到这一点，是因为它得到一个了盟友的大力支持。这个盟友的名字叫抗体，是由白细胞分泌出来的。抗体在人体中四处流动，并且具有很强的杀伤力。它是免疫系统在与敌人首次遭遇后研究出来的武器。身经百战的免疫系统针对所有与它对阵过的病毒都一一开发出了相应的抗体。这些抗体一直在血液中循环。我门甚至可以对抗体的数量进行测定，并推断出它是否曾经针对某种病毒作出过反击。比方说，血清学鉴定（对血液样本中的抗体数量进行测定）就属于此类操作。我们可以在新冠疫情结束之后，对医护人员进行血清学鉴定。这样，我们就能知道他们当中哪些人的血液里含有新冠病毒抗体。如果有抗体，就说明在疫情期间曾经受到过病毒的侵犯（被感染的人自己并不一定知道，因为好多人并没有症状，或者症状很轻）。

我们甚至可以对免疫系统进行培训。所谓给免疫系统接种疫苗，实际上是向免疫系统输入一种已经失去活性的病毒样本。这样一来，如果它在真实环境当中遇到这种病毒的本尊，我说的是有活性、有战斗力的病毒，它就会立即猛冲过去，连喝杯咖啡的时间都不会给敌人留。人类的集体生活对免疫系统而言也是一种高强度的集训。孩子们进了幼儿园之后，会一起度过3年的美好时光。在这段时间里，他们会领教所有病菌的厉害，因此，对于那些季节性的传染病，也产生了很强的抵抗能力。

不过，这些病菌打起架来也不含糊。不管它们挨了多少重拳，它们都不会从这个世界上消失。甚至可能连我们都不在了，它们还在，并成为了笑到最后的那一方。有些病菌和蝙蝠侠里的小丑一样反复无常。单以流感病毒为例，这种病毒生命不息、变异不止。它无时不刻不在改头换面，目的是让免疫系统认不出自己。因此，它每年都能让许多人吃到苦头，而且年年都会得手。这就是流感疫苗每年都会更新的原因。流感病毒是众矢之的，一直都是严打的对象。它在全球的活动轨迹一直受到密切的关注。和全球普遍存在的菌株相比，病毒身上哪怕只有一小部分发生了明显的变化，大家都会警惕起来，因为在免疫系统内还没有档案的它有可能会引发新一轮的疫情。变异后的病毒一经抓获，就会被扭送至世界卫生组织。在那里，人们会启动新型疫苗的研制工作。只不过，新型疫苗在 6 个月之后才会面世。2020 年席卷全球的新冠病毒是一种全新的病毒，人们对它还缺乏了解，因此还无法通过这种方式对它进行防范。如果我们当初预见到了病毒的出现，我们早就组织反击了。由于缺乏专门的防控，人们对它的危险性也没有十分准确的认识。要想知道一个病毒的致死率，就必须要知道无症状或无明显症状的感染者的数量（这就要求对没有症状的人群进行系统性的排查）。但是，对于新冠病毒这种全新的事物，我们是做不到这一点的。我们只能掌握重症患者的数据。

好恶毒啊，是不是？告诉你吧，还有更厉害的呢。有些病毒更难对付。引发艾滋病的 HIV 病毒竟能使免疫细胞，准确地说是胸腺淋巴细胞，受到感染，其手段之毒辣，已经到了登峰造极的程度。大家想象一下吧，这就好比圣战组织的恐怖分子接管了法国总统的贴身警卫的工作……

水痘带状疱疹病毒属于另外一种类型。它喜欢玩儿藏猫猫。在被免疫系统打得满地找牙之后，它夹着尾巴跑到脊神经根的淋巴结里卧薪尝胆。这一大团以脊髓为始发站的神经纤维，聚集到一起，形成神经干或者神经，在脊柱里来回穿梭，将电信号传送给肌肉，从而使四肢有了知觉（例如：人的坐骨神经就是由后背下方的神经根发展而成的）。偃旗息鼓的水痘带状疱疹病毒渐渐被人遗忘。多年以后，通常是在我们上了年纪之后，这个已经被免疫系统彻底遗忘的坏家伙便会从狗洞子里窜出来，使出它的杀手锏：带状疱疹。只听砰的一声，在有神经根经过的地方，也就是水痘带状疱疹病毒能够兴风作浪的地方，出现了一些让人疼痛难忍的小痘痘。一看就知道，这肯定是它捣的鬼：从手法上来看太具有典型性了。由于一个神经根只能负责身体一侧的知觉——左侧神经根负责左腿的知觉，右侧神经根负责右腿的知觉——皮肤上有水痘的位置与神经根的位置是吻合的。它从脊柱开始，正好在身体前部的中线处消失。起水痘的地方呈带状分布，而且只覆盖身体的某一侧，这是一种相对比较典型的情况。

还有其他的犯罪高手，例如：引发肺结核的细菌，一个可怕的阴谋家。它在传播扩散的过程中非常注意保持低调，会尽可能地让被感染的人活的时间长一些，这样，它就可以从容不迫地传染越来越多的人。它还研究出许多匪夷所思的战略，以对付各种各样的治疗措施。

不过，有一些病毒脑子也不是那么灵光，甚至可以说愚蠢得很。比方说，埃博拉病毒。它能够引起发热和出血，并能在极短的时间里夺去许多人的生命。它自 2014 年起在西非和中非地区引发的疫情就是很好的证明。这个病毒一心只想着感染周围的人，要他们的命，却忘了在世界范围内传播扩散，因而并没有引发全球性的疫情。好似一个没有海盗船的海盗，靠游泳技术追上了一条船之后，只想着将其击沉。它之所以能够夺去那么多人的生命，也是因为当地白衣卫士的数量不足，给了它可乘之机。当地的医疗体系不健全，无法将作恶多端的它捉拿归案。这也是它屡屡得手的重要原因。

不管免疫系统有多少优点，或者有多么的重要，有的时候，我们必须得想办法让它放松一下。为此，我们可以采用免疫抑制疗法。我们在安排器官移植手术的时候，就需要考虑到这一点。不管捐献器官的人和接受移植的人之间的匹配度有多高，人体都有可能对不属于自己的器官进行排斥。让免疫系统放松警惕则可以降低这一风险。不过，这又给接受移植的人制造出另外一个麻烦：他们患上癌症并因此死亡的概率大大地提高了。

接受麻醉之后的免疫系统失去了剿杀变异细胞的能力，而癌细胞又肯定会在人体疏于防范之时趁虚而入。

疫情来临时：如何不让自己被感染（同时也不感染别人）

这场新冠疫情证明了一件事情，要想不让自己感染病毒也不让自己把病毒传给别人，最有效的方法就是采取个人防护措施：个人防护措施并没有什么特别的地方，甚至可以说简单的很，但却很重要。病毒是通过空气及呼吸道传播的，要防止其传播，就必须要注意以下几点：尽可能用香皂和水多洗手，或者如果附近没有盥洗盆的话，也可以用含有乙醇的洗手液洗手（这样做其实并不是十分可取，但很多人并不知道）；不要握手或者行贴面礼；不要把手放到脸上；咳嗽的时候用胳膊肘挡住自己的嘴（道理很简单，胳膊肘接触的东西比手接触的东西要少）。如果我们得病了，那么戴口罩也应成为一种防护措施。在没发生新冠疫情之前，人们对这层额外的保护很是不习惯。但是，总不能对着别人的脸喷唾沫星子，吐口水，打喷嚏或者咳嗽吧。这样做容易把病毒传染给别人。如果含有病菌的薄雾状飞沫进入人的眼睛，那么，人就会被感染。感冒病毒、支气管炎病毒、流感病毒以及新冠病毒都可以通过这种方式（气溶胶）传播扩散，要么在你的亲友当中，要么在与你有密切接触的人当中。最常用的所谓外科医用口罩是损己利人的：戴这种口罩主要是防止自己把病菌传给别人，而不是防止别人传染自己。N95口罩保护的才是佩戴口罩的那个人，因此佩戴它只对自己有好处。但是，这种口罩也有弊端。戴着这种口罩呼吸的感觉和用塑料袋包住脑袋以后再一头扎进水里的感觉是一样的。你不仅会呼吸困难，还很快就会知道在鼻子和嘴周围冒出的汗珠是什么味道。唉，有时候，我们也没有其他的选择。比方说吧，当我们需要在已经确诊的患者嘴里鼓弄一番的时候……一般只有医生才会遇到这种情况。

有的时候光戴上口罩还不够，还要戴上手套，穿上防护服，戴上发罩、护目镜，穿上鞋套……一般只有在医院这种特殊的场所才需要穿成这样，坐地铁的时候就不需要打扮成这样了。有时，我们甚至需要安排设立负压病房，以防止房间内带有病菌的空气跑到外边来，或者像防治埃博拉疫情的医务人员那样穿得像个太空人。所有的注意事项都已经和大家交代过了。不管您是在哪个区域，以上这些建议都可以帮助您做好对冬季传染病的预防。如果您在托儿所、幼儿园或者医院工作，这些建议可以帮助您安安全全地度过这个冬天。必须得承认，在家人中间，在日常交往或者工作当中，尤其是当您的孩子年龄还小的时候，完全按照这些建议去做是有一定难度的。大家要做好思想准备，得病是肯定的，只是早晚的问题。先得什么病，后得什么病？很难说。先是肠胃炎，再是鼻咽炎，紧接着是支气管炎？

有这个可能。如果大家精力充足的话，还可以尝试一下咽炎，以获得更加全面的体验。有一句话说出来可能会让大家心里觉得好受一点儿，那就是增强免疫系统的机能看似很难，但其实却是很简单的事情。有数据表明，刚一开始的时候，当孩子的年龄还小的时候，年轻的父母们都会觉得自己快要被折腾死了。但接下来，他们会发现自己对各类传染病的抵抗能力要高于其他人，而原因就在于他们的患病概率要比其他人高。

扁桃体

扁桃体位于口腔的内侧。它负责把守的是免疫系统的前沿阵地。当你办公室的同事和你讲述他前一天在某个晚宴上的见闻时，你的面前会出现一团人眼看不见的云雾，是由他的飞沫构成的，非常可怕。而扁桃体正好可以对这些带有病菌的飞沫进行验收。大家总是觉得它没有什么实际的用处，而且它发炎了之后，我们咽唾沫的时候会觉得很疼。大家常带着威胁的口吻说要将它切除掉，说要把它和腺样体、阑尾、智齿、胆囊等这些身体里没用的部分一起切除掉，然后拿去做堆肥。其实，这对儿扁扁的小圆球在自己的哨位上是非常尽职尽责的。它是免疫系统派出的先头部队，绝对不是人类进化不完善造成的。位于口腔内侧的它占据着一块战略要地。所有想到喉咙里打滑梯的病菌都必须要先过它这一关。而它，也在这个重要的位置上恪尽职守。食物里有病菌，你旁边的人咳出的飞沫里有病菌，一位陌生女性的舌头上也可能有病菌。

所有这些病菌都逃不过它的手掌心。扁桃体里驻扎着一批骁勇善战的免疫细胞，只要敌人一发动攻势，它们就会毫不犹豫地投入战斗。问题在于，扁桃体上有很多个凹陷，很容易将途经此处的细菌困住。但这样的构造也有它不好的一面，因为微生物就喜欢在这种温暖、潮湿、僻静的地方聚集，并造成感染。于是乎，就有了咽喉炎。这位把守着免疫系统前沿阵地的士兵有时会身不由己，即使没有敌军进犯，它也会招惹是非，与过路的匪帮发生过节。在经历数场战役之后，浑身上下尽是凹陷的扁桃体会习惯性地患上"隐窝炎"。可想而知，发生冲突的频率，也就是每年咽喉炎发作的次数，非常之高。有时候，就需要通过外科手术将扁桃体切除，变大兵为大坑。不过，这要视情况而定，不能一概而论。抛开手术本身的风险不谈，这样做有会削弱五官部位的防御体系，增加被病毒感染的风险。

对人体有益的细菌：人体内的微生物

　　人体就是一个生态系统。生活在人体内的各个生物种群之间已经建立起了良好的双边关系。这种关系，是需要我们去维护的。森林里的昆虫、蘑菇、杂草都是森林生态平衡体系当中不可或缺的一环。一片森林，可不是百年橡树排成排那么简单。只要其中一环出了问题，整个区域的平衡就全都会被打破。人体的运转也是同一个道理。不管是肠道，还是肺部，抑或是生殖器、口腔、皮肤……只要出现了哪怕是一丁点儿的问题，都要认真对待。饮用水和食物中粪便污染（排泄物中的细菌）的清除和手部的清洁度都是决定人的平均寿命的重要因素。话虽如此，也没有必要把地球变成一个无菌星球。只有胎儿才会生活在无菌的环境中。但在母亲分娩时，他也会迫不及待地与母体内的细菌打成一片。这也是为将来的健康增加一份保障，使人的机体乃至精神免受多种病痛的困扰（如果身、心两方面还分得开的话）。滥用抗生素会催生出天不怕、地不怕而且危害极大的多重耐药细菌，同时还会杀死人体所需的有益细菌。现在，治疗口腔真菌感染和由芽孢梭菌（在菌群因治疗而受到破坏后会大量繁殖）引起的结肠感染已经成了医生们的家常便饭。而由芽孢梭菌引起的结肠感染就是在患者接受抗生素治疗之后出现的（抗生素治疗的必要性姑且不论）。如果说大家对于过度使用抗生素的主要危害已经有了比较深入的了解的话，那么，抗生素也有其不为人知的一面，而我们对于这个方面的了解也是远远不够的，这就是它的副作用。有些学者已经指出，过度使用抗生素和肠道炎症之间可能存在联系，甚至可能和某些肥胖症（通过影响肠道菌群间接使然）乃至情绪上的不稳定有关联。我们体内菌群里的细菌似乎能够与我们的中枢神经系统进行沟通。这些细菌遭到破坏后会出现什么样的问题，我们还不得而知。

对人体有益的细菌具有非常重要的作用，也需要得到精心的照料。这一点已经得到了普遍的认同。剖腹产可能会对婴儿不利，因为剖腹产的婴儿没有和母亲阴道里的菌群打过交道。比如，这种孩子出现过敏反应的次数要更高一些。更加令人不可思议的是，有人已经开始用粪便移植疗法（把从大便中提取的物质做成胶囊让人吃下去）治疗某些特殊的疾病了。经研究证明，疗效还是不错的。所以，一定要保护好肠道菌群、皮肤菌群、牙菌斑生物膜和头皮微生物菌群。用香波洗头的次数过于频繁，或者用去污力太强的洗发精洗头都有可能对头皮造成刺激，并且有利于对人有害的酵母菌和细菌的滋生。对腋窝进行清洗时也同样需要注意：适当地进行清洁是有必要的。在与他人进行接触时要避免让对方闻到难闻的气味。但过度的清洁会使本来就很脆弱的平衡遭到破坏，为有害细菌的滋生创造有利条件，引起瘙痒……还会造成异味！做好事做过了头，不仅不能解决已有的问题，还可能引发新的问题。追求尽善尽美可能会对健康造成损害，不要把卫生、干净、无菌乃至化学除菌这些概念混为一谈。

在户外中生存已经是一个不小的挑战了。刚离开温馨舒适的家，刚来到这个纷繁复杂的外部世界当中，你就已经在接受第一项考核了。但是，你还要在办公环境中接受第二项考核。而这项考核的难度可能会更高。在电脑慢吞吞地投入运转之前，先冲上一杯咖啡，上一趟厕所，然后深呼一口气，就可以开始一天的工作了。电脑的开机过程可算是结束了，你的大脑也马上就要投入运转了。马上进入工作模式。

大脑

它是绝对的核心，是重点保护对象。大脑外面裹着一层纤维膜，即脑膜；最外边是骨头，即颅骨。这种保护不可不谓妥帖。大脑和连在大脑上的脊髓一同构成了人的神经系统。大脑里的神经元是负责发号施令的。神经元呈网状分布，彼此之间能够相互联络，这种联络要么是有意识的，要么是无意识的。神经元位于大脑的外围。大脑的内部只有个别区域是专门负责人的无意识活动的（位于中间位置的灰色核体，受损后容易引起帕金森综合征；起调节作用的下丘脑。人的体内温度就是由它负责调节的），除此之外，基本都是通信线路，其中包括神经。神经以脊髓为起点，向下延伸，遍布全身各处。神经负责向人体的肌肉和器官传达指令，接受感官发送的信号，感受疼痛以及获得本体感觉。本体感觉就是不用眼睛看就知道身体各部分在什么地方的能力：我的手在哪？是在脑袋上，还是在桌子上？

大脑分为 3 个部分，每一部分进化的时间长短都不一样。菱脑，又叫后脑，控制的是人的生命活动。小脑，也就是袖珍版的大脑，是菱脑的一部分。它悬挂在菱脑的后面，主要负责控制人的平衡和协调能力。菱脑位于脊髓上方，也就是颅骨入口处，负责管理人的意识、心跳和呼吸。

人在车被追尾时会猝死，上吊时会猝死（把绳子套到脖子上之后从台子上跳下），遭功夫熊猫袭击时还会猝死，究其原因，就是菱脑受到了损伤。蜥蜴和青蛙也有菱脑。因此，从生物进化的角度来看，菱脑可以算是一位老人家了。菱脑的上方是中脑，中脑是将后脑和前脑（最后出现的，现代派，新潮一族）衔接起来的部分。从现代医学的角度来看，中脑更多的还是解剖学上的概念，在功能上并无突出的地方。第三部分，即高高在上的那部分，也是最好看、最具青春活力的那部分，就是前脑。人之所以为人，就是因为有前脑。前脑分为两部分。里面那部分叫间脑。间脑主要由丘脑和下丘脑组成。丘脑负责处理信息，是人体的信息处理器；下丘脑主要负责控制人的情绪。注意，前脑还有另外一部分，在外部，叫端脑。它可是精华当中的精华。包在两个脑半球上的那薄薄的一层叫大脑皮层，俗称灰色物质。有灰就有白。被称为白色物质的是大脑里的"通信线路"。大脑皮层最下方的那部分叫海马体，负责管理人的长久记忆（患老年痴呆的人和酒精中毒情况很严重的人海马体会受到损伤）。

再继续进行细分。大脑皮层又分为两个部分，左半球和右半球。两个脑半球由一个名叫胼胝体的结构连接在一起，并通过它进行联络。每个脑半球负责控制身体的一侧。左脑控制右侧身体，右脑控制左侧身体。每个脑半球分成 4 个脑叶，每个脑叶都有各自的功能，详细说明如下。

额叶紧挨着额头，是设计师、总工程师、总指挥。人作出判断，排列出等级、次序，制订出计划，进行推理，处理问题，控制（或者释放）来自海马体的冲动的想法和各种情绪。它还负责管理人的自主行动（向前迈步，举起右手）和语言表达。有时，中风、神经组织退化和肿瘤会造成额叶单独受损。造成额叶受损的最主要的原因还是脑外伤：骑摩托、骑自行车或者滑雪时摔倒，开车、滑滑板、打橄榄球时发生碰撞，在只有 30 厘米深的水域练跳水……额叶受损的外在表现为人在行为方面发生改变，而在多数情况下，人自己却并没有意识到。额叶受损的人要么会变得麻木、冷漠，要么会走向另一个极端，一反常态，失去克制，易怒，甚至充满敌意。这可能会让亲友们觉得难以接受。如果额叶当中控制语言表达的区域受损，那么患者讲话就会断断续续的。控制语言表达的区域只在单侧有。如果一个人是右撇子，那么他的这部分区域就在左脑额叶；如果他是左撇子，那么这部分区域就在右脑额叶。

颞叶，顾名思义，位于头部两侧稍靠下的地方，紧挨着太阳穴。它主要负责对语言的理解和人的听觉。它对记忆也有影响，并且参与对情绪的调节。如果颞叶中控制语言表达的区域受损，那么人就会既听不懂别人说的话，也听不懂自己说的话。

接下来是顶叶。颞叶上部除额叶之外剩余的部分都叫顶叶。顶叶负责对感官传来的信息进行处理。它能够对痛感、触觉和本体感觉进行反馈。

　　枕叶在脑的后部靠下的位置，与顶叶和颞叶的末端相连。它主要负责管理人的视觉。得了中风或是被功夫熊猫抽冷子击中后脑勺的人，有可能会成为皮层性失明的患者（是指失明不是由视觉器官，也就是眼睛的损伤造成的）。当这种情况出现时，患者意识不到自己已经失明了。大脑皮层管理的是受意识控制的感觉。大脑皮层受损之后，患者有可能对感官的异常缺乏认识。反倒是患者的亲友们更能发现问题的存在（这和患老年痴呆症的人意识不到自己记忆力减退是一个道理）。（图 3-1）

　　其实还有一个脑叶，知道的人比较少，叫作边缘叶。它是由好几个部分组成的，其中包括：杏核体、丘脑、下丘脑、海马体和胼胝体。边缘叶控制的是机体对情绪的反应。它对记忆力、注意力、情绪、人格和行为都有影响。所以，它的重要性也是不容忽略的。尽管如此，它依然是所有的脑叶当中最不起眼的一个。

　　所有由大脑控制的活动都被安排得十分妥当：血液的流量、能量的供给、氧气的供应。我们中的大多数人都会觉得我们的大脑……根本没做什么事情，反正没做什么让我们觉得不对劲儿的事情。虽然整个机制运行得十分顺畅，但还是会有各种大大小小的问题出现。"我脑袋疼"翻译成医学用语叫头痛。一般来说，它都是肌肉收缩性的，具体原因很难确定，但都不

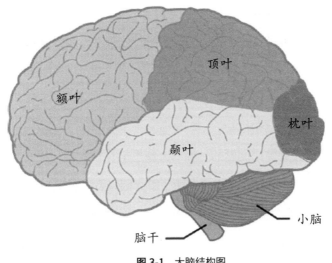

图 3-1　大脑结构图

会造成什么大碍。如果它的严重程度上升一个层次的话，就会给我们带来麻烦，此时，我们管它叫血管神经性头痛。这种头痛往往伴随有恶心的症状，有时还会影响视力。从严格意义上来说，这就已经不是大脑本身的疼痛了，而的的确确就是脑袋疼。这种疼痛应该是由脑膜和脑膜上的血管引起的。总的来说，这种头痛的原因还依然是个谜。

　　这些还都是小问题。有些问题就比较严重了。比如说：癫痫。癫痫发作时，人会剧烈地抽搐。但有时却只是失去意识而已，这种情况造成的结果是，在很长一段时间里，大家都没有认识到有病情。癫痫发作被理解为大脑的某个区域释放的电流出现异常。这种病对人的影响主要有以下几点：如果是儿童，那么其认知能力可能会受影响；癫痫发作时，可能会导致呼吸停止或者呼吸困难；癫痫患者无法接受激进式的治疗。其实，激进式治疗是不可或缺的，但可惜的是，这种治疗有副作用，尤其是对患者的情绪会产生影响。

中风作为健康问题的一种对大脑也是有影响的。对于中风的早期症状，所有人都应当有所了解，因为及时就医可以提高治疗效果。如果发现一个人口齿不清，手脚麻木，口眼㖞斜，则需要立即做两件事：首先，给医院打电话；其次，找个合适的地点安顿患者。

尽管大脑受到了很严密的保护，但是，不管是老年人还是年轻人，都不能对脑外伤掉以轻心。如果婴儿从床上摔下来或者经受剧烈的震荡，他的脑部会受到冲击；好动的年轻人打橄榄球时如果彼此发生冲撞，会使脑部受到冲击，如果骑自行车、滑滑板车或者滑雪时摔倒了，也会使脑部受到冲击。老年人更是颅骨受损和脑出血的高发人群。更可怕的是，如果他们用药不当，还会使颅内出血的情况变得更加严重（少量的阿司匹林，抗凝结剂）。

记忆力

办公设备倒是都慢慢运转起来了，可明知道必须要给一个人打电话，却偏偏忘了对方姓什么。姓骆？姓张？姓魏？姓乔？一点儿印象都没有了。你的大脑跟你开这种玩笑已经不是第一次了。上学的时候，你忘记了路易十六是哪一天被送上断头台的——再说，上断头台的是路易十六吗？每年，你都因为忘了另一半的生日而遭到批评——不过，你对你挨的那记耳光倒是记忆犹新。至于你母亲的电话号码，那就更不用提了。谁都有失忆的时候，不光是老年人。记忆主要和注意力有关，和是男是女，是大人还是小孩没关系。坏学生学历史总也学不好，却能背出数十位足球运动员的名字，问题就在这。不是他的记忆力有问题，关键要看他对什么事情感兴趣。不是就有那种特别神奇的老师嘛，能让全班同学在那种普遍被认为要多没意思就多没意思的课上听得津津有味。还有一种老师正相反，自己一天没精打采的不说，还能把一堂本来应该是非常有意思的课上得死气沉沉。记得住记不住既和听课的人有关系，也和讲课的人有关系。

不过，经常接触化学制品有时会导致记忆力减退。酒精、安眠药、镇静剂就是这些化学制品的典型代表。法国人最担心的事情之一就是记忆力减退，然后一点一点地变成老年痴呆。但这并没能阻止他们大量地使用这些极其有毒的制剂。老年痴呆是痴呆症中发病率最高的一种，患者会忘记最近发生的事情（和医生的预约，银行卡密码……），但对多年前的往事则不会忘怀，甚至是记忆犹新。这种病在发作之前还有其他的征兆：说话断断续续，日常乱七八糟的事情不能自理（算账，坐车）……所以，也不能把注意力都放在记忆力上。

智力

人们常把大脑和智力联系在一起。脑袋大，智商就高；脑袋小，智商就低。但智力是一个无法定义的概念。智慧不只有一种，而是有好几种，形态各有不同，在某些方面能够得以显现，而在其它领域则得不到发挥。一个伟大的表演艺术家到了工程师预科班以后就变成了一个十足的傻子。让一个杰出的数学家去做一份需要良好的交际能力才能完成的工作，结果可能是一团糟。有些行为古怪的人虽然看上去就像村头的二傻子，但却有可能成为全硅谷的企业都竞相争夺的数据分析人才。智商测试是一种考查手段，考查的对象是人的一部分认知能力。

这种测评的结果只能算是对人的智力的一种侮辱，

因为它把一个极其复杂的概念归结成为一些简单的数字。有些智慧，或者说认知能力——沟通、谈判、策划、语言表达、抽象思维等能够在小学这个小天地里得到体现，有一些则要等到大学时期才能得到发挥，还有一些则会在面对困难时或者与他人交往时才会显现出来，另外还有一些则是工作方面的才干。这些智慧之间不见得有什么内在的联系，也不见得能够得到一致的认同。学校注重培养的智力和人在生活当中需要的智慧之间可能存在一定的差距。有时，这种差距大得让人觉得担心。生活也是一种智慧。比方说，不管遇到什么事情都能保持乐观的态度就是一种智慧。这种智慧和人性格中的韧劲儿是相近的概念。再比方说，一个有全局观念的人就不会只站在个人的角度考虑问题，这和宽厚的为人不无关系。我们无法站在医学的角度对智力下定义。关于智力这个概念，研究哲学的同仁们给出的解释比我们医生更权威，不管他们的具体专业是什么。

如何增强我们的脑力

增加维生素的摄入，泡一些奇花异草喝，顺势疗法，出什么主意的都有，但都是通过吃、喝两方面的改善来提高脑力。

不用说，解决方案肯定来自外部……其实，神奇的人体是具有自我调节能力的，也就是说，会想方设法保持体内各方面情况的稳定。体内温度：稳定，即使外面天寒地冻也是如此；皮肤、骨骼、各类组织：可以自我修复；大脑：在任何情况下都有充足的血液供应。人体竟然什么都不缺，这简直是个奇迹。

除非极度缺乏营养或者得了什么大病，否则人体是不需要额外的营养补充的。就算你大把大把地吃药，就算你把植物疗法产品店和药店里所有的药丸和胶囊全都包下来了，你的大脑也不会领你的情。为了让一切按部就班地运行，血脑屏障会对血液中的携带物质进行分离和过滤，只有经过严格检验的成分才能进入大脑。如果大脑的确需要某种特殊的物质，这道关卡就会放行。如果它什么都不缺，那么进口检验机关就会限制产品的流入。水果、蔬菜、碘，这些东西是大脑爱吃的。不过，就是再爱吃，也有吃饱的时候。更何况，它的饭量还很小。喂它吃满汉全席是没有意义的，过剩的供给会被送进垃圾箱。大脑主张以够用为度。这是进化的结果，生存的需要。

过分补充脑力有什么弊端？主要是浪费钱。另外，摄入的物质也可能对身体有害，不管你的药是从药店里买的，还是从植物精华养生店里买的。来自大自然当然好……但有时也会含有毒素或其他有害物质。发达国家的人也会缺营养吗？会。一个人如果吃了太多深加工的食品，就会出现营养不良的情况。平衡可不是靠吃含有多种维生素的强力营养药保持的……关键要吃得健康，要少吃高热量、没营养的东西。人在生产食品的时候可能会把有营养的部分全都剔除掉，只保留没有营养的部分。白面就是这类食品中最杰出的代表。白面里面只含有糖分（纯淀粉），有营养的部分全都被剔除掉了（植物纤维、蛋白质、不饱和脂肪酸、维生素、矿物质、微量元素）。

不过，有一些物质，比方说，嗜神经毒素，倒确实会对神经系统起作用；还有一些物质，比方说，精神药物，甚至能够对人的精神产生影响。某些药品、毒品和毒药就具备这种特性。在催眠药物的作用下，大脑会被麻痹；在止疼药的作用下，大脑会感觉不到疼痛；在镇定剂的作用下，大脑会放松。同样还是这些镇定剂，如果长期使用，会使人变得十分焦虑；在中枢神经系统兴奋剂的作用下，大脑会一直保持清醒；在迷幻药的作用下，大脑会产生幻觉……这和补充营养已经没什么关系了。如果大脑只受到一点儿轻微的、暂时性的影响，那就算是万幸。但通常来讲，这样做都是在有意刺激大脑。大脑所需的营养套餐不可能被装进胶囊里，更不可能是毒素大拼盘。如果要保持清醒就必须注射可卡因，想要睡觉就必须喝酒、吃安眠药，想要超脱就服用阿片制剂，想进入幻境就来点儿LSD，如果想要放松就得抽一抽大麻，那就说明这人已经成了多重瘾君子，时间长了，人会受不了。其实，我们用适度的睡眠，合理的膳食，适当的锻炼，就可以为我们的大脑调配出一杯营养十足的健康冲剂。至于精神药物，我们能不用则不用（医生给开了，也可以不用。极特殊的情况除外）。

中午十二点
终于开饭了！

一阵咕噜咕噜声传遍了整个办公间。一时间，惊愕的神情，羞愧的目光。这是谁啊？怎么能发出这么难听的声音呢？用餐时间还没到呢。再饿，也不能让自己的胃乱叫啊。这是缺乏忍耐力的表现。早上时间太紧，头型太乱，衬衫太皱，忙不过来，哪里顾得上吃早饭。咖啡喝了一杯又一杯，能量棒虽然不好吃，也送到了这个尿糖指数偏高的身体里，可还是无济于事：越吃越饿。还没到中午呢，就已经觉着肚子里空荡荡的了。还得再坚持一会儿：老年人才在中午 12 点以前吃饭呢。大姑娘、大小伙子都要等到正点才能吃午饭。我们要管好自己的肠胃，不能让他们随便发表意见。咕咕乱叫是绝对不允许的！

那么，在光明时刻到来之前，就只能啃一啃这根破能量棒了，尽管它依然那么难吃（没错，这已经是今天早上的第二根了，看颜色是猕猴桃口味的，水果成分应该更多一些，至少从包装图片上看是这样）。吃零食本身不见得是个什么问题，具体怎么个吃法就得探讨一下了。垫吧一口高热量的甜食当然是再方便不过了，可要想在上午 10 点在电脑前嚼上几口西兰花或者喝上几勺扁豆汤，那就有点儿复杂了。当然，你上班时可以带上一份大丰收，然后再肆无忌惮地啃上几口大萝卜，嚼上几口大葱。同事们会惊讶地看着你，还可能会有葱叶塞在你的门牙缝里，但只要你不在乎就无所谓。没准儿，以后还会流行这个呢。

消化系统

对于肚子里发生的事情，大家都选择闭口不谈，甚至还会觉得很难为情。芭比娃娃和她的男朋友有消化器官吗？当然没有。他们肚子里是空的。很长时间以来，和肠子、胃、消化系统有关的所有问题都属于隐私，不能当着众人的面说。太恶心了，张不开嘴。可是突然有那么一天，一切都变了，怪物史莱克出现了。更重要的是，肠道问题受到了大家的关注。新华书店里最显眼的位置上摆的都是相关的书籍，销量连续数周保持第一。它所获得过的最高荣誉，是"第二大脑"的称号，一点儿都不让人觉得脏了。消化系统作为人体的一部分出尽了风头，也获得了高度的评价。它不再是无名之辈，也不是额外的负担。有时候，它是有那么一点儿招人烦。但是，我们原谅它。有点像我们原谅一位在聚会上闹事的铁哥们儿或着铁姐们儿。他们也同样地招人烦，但也同样地不可或缺。

在很长一段时间里，在人体器官的排名表上，这条长约 9 米，七扭八歪的管子的位次是很靠后的。这个排名既是正确的，也是错误的。这个排名有一定的根据，因为当血液供应不充足的时候，它是最先被舍弃的器官之一，人在用力时就会发生这种情况。优先得到血液供应的是肌肉（头部的血液供应永远是充足的，不管发生什么事情都是如此。大脑根本不参与竞争。排名这件事情跟它就没关系。它是高高在上的，就像皇太子一样）。它是人体的一部分，而人体却把它列为二线器官。结果可想而知：如果你一边吃什锦炖肉砂锅或者西红柿炖肉肠，一边从事激烈的运动，你就很有可能会恶心，拉肚子，或者肚子疼。此时的消化系统需要休息，不能让它工作。非常值得庆幸的是，这种情况十分少见。我们在品尝上面提到的两道菜时，唯一需要做的活动就是把装有红葡萄酒或者朗姆酒的酒杯送到嘴边。在很长的一段时间里，腹腔里许多的器官都一直受到贬低。它们被认为是多余的，而且还被戏谑地称为"手术用套装组件"：阑尾也好，胆囊也好，脾也好，只要稍微出一点问题，咔嚓、咔嚓、咔嚓，我们就会将它们做掉。今天，它们已经被平反昭雪了，而且，还成了众人瞩目的焦点：有人为它们写专著，有人为它们办专题展览，还有人为它们做各种各样的保健。甚至连外科医生都越来越倾向于保留人体中这些不起眼的部分。

我们为那些已经和时代脱节的人做一下简单的介绍：消化系统，是一整套的器官，基本上，上到嘴，下到肛门，都包括了。从食物的摄入开始，一直到废物的排出，整个过程都由它来负责管理。消化系统是一条奇妙的生产线，自上而下延伸，在这条生产线上工作的每一名技术工人都兢兢业业，各尽其职。

嘴

嘴，首先是面部骨骼中的上颌骨（脸上的骨头，与保护大脑的颅骨相连）和在下方悬吊着的下颌骨。下颌骨能够与上颌骨连在一起，依靠的完全是耳朵下方的肌肉和关节。此处的关节叫颞下颌关节，又称颞颌关节（颞骨和颌骨之间的关节）。把手指头放在耳朵下面，然后张开嘴，你就会感到它在动。人的尸体开始腐烂后，此处的关节很快就会断裂。所以僵尸一般是控制不了自己的下巴的。这和大家在电影看到的情况不一样。拍这种电影的人应该很少在夜里去万人坑附近转悠。能带动下颌骨，而且还能将其固定住的这块肌肉叫咬肌。没有它，你吃午饭的时候下巴就会掉到餐盘里。这块肌肉力气大得惊人，所以，你不要乱往陌生人的嘴里放东西。等你把东西拿出来的时候，它就不一定变成什么样儿了。

被牢牢地固定在上下两块颌骨上的东西叫牙齿。在牙的后边有一大块非常灵活的肌肉，叫舌头。舌头是吃饭用的，但也有其他的功能。它几乎是凭着本能将入口的食物带来带去，把需要咀嚼的东西送到上下牙之间。所有难嚼的东西都会被送给内侧的臼齿。和人一样，食草动物也有臼齿，可以将树枝碾碎。所有需要被切断的东西则都会被送给前端的门牙。舌头还负责把食物团块送到嘴的最里边，即口咽处，并且还不会将食物带进气管，否则，我们就可能会被一小块豆腐活活给噎死。舌头是在会厌的配合下进行工作的。会厌是舌头后部的一块赘肉。在我们做吞咽动作的时候，它能够堵住喉部，也就是气管的入口。

舌头表面的部分区域被味蕾所覆盖。味蕾能够辨识味道，能够对入口的东西进行品鉴，并辨别其优劣。不过，舌头虽然有指挥交通的权利，但却无法独自扮演美食评论家的角色。其实，最后的定论是由大脑作出的。嘴、鼻子和眼睛都配有各自的接收装置，能够收集有关口味和口感的信息。大脑在接收到这些信息之后，才能知道自己到底是喜欢还是不喜欢。

此时，食物本身的味道已经不是影响评判结果的唯一因素了。一个人成长的经历和生活阅历对其本人的口味也有非常大的影响。猎户的后代可能会对野味怀有特殊的兴趣，也有可能在长大以后对不新鲜的猎物嗤之以鼻。对食物进行品鉴也离不开其他感官的参与。你可以做一个简单的实验：把眼睛闭上，把鼻子堵上，然后再去品尝各类食物，看看能不能猜出自己吃的是什么。你会发现自己错得一塌糊涂。在这里需要强调一下：人对气味的好恶也是千差万别。一个初次去亚洲或者非洲逛菜市场的人可能会觉得很恶心，因为那里的气味太多太杂，或者正相反，觉得自己胃口大增。逛完摩洛哥的市场之后再去逛北美的市场，你会对二者之间的反差感到难以适应：在北美的市场里是闻不到任何气味的。榴莲是原产于泰国的一种水果，能够散发出很浓郁的气味。泰国的年轻人们会把它当成美味佳肴，而来自奥地利的年轻人则会误以为有人吐在了水果里。

不管吃过多少好东西，这张嘴都有可能散发出一股特别难闻的气味。有的时候，这其中并没有什么奥妙：口腔里有什么东西正在发臭。一般来说，是一颗虫牙；极其个别的情况下，是一只老鼠的腐尸；最常见的情况，是由酮体引起的口臭。如果我们长时间不吃饭，我们的身体就得不到能量的补充。例如，我们夜里睡觉的时候，就是这种情况。此时，我们的身体就只能打脂肪和肌肉的主意了。为了保证自身的生存，我们的身体会从蛋白质和脂类中分解出一种我们称为"酮体"的物质，并用它来取代糖分……不同之处在于，这个替代品会散发出难闻的气味，从起床时开始，一直到你把肚子填饱的那一刻为止，就像今天早上一样。口腔菌群也有可能引起口臭。不管说到身体的哪一部分，只要一提到菌群，我们就会重复同一句话：这是一个全新的领域，还有待于我们进一步探索。

我们只知道我们的饮食，我们使用的能够对菌群施加影响的洗护用品（主要是除菌漱口水），我们使用的包括抗生素、肾上腺皮质激素在内的各种药物等，都会对这个生态系统的平衡产生影响。另外，我们还知道，如果我们破坏了这个菌群，我们很快就会……遭到报应！

网上有许多小妙招，神奇秘方，号称可以让你的口气芬芳扑鼻。其实，时刻保持头脑清醒才是解决问题的最佳途径：不要走极端，不要为了减肥硬把用那个什么植物的胚芽的皮做的东西当饭吃，不要把兽医用的强力杀菌药剂当成个人洗护用品，不要没完没了地往身上喷香水，不要用砂纸搓澡……合理的日常卫生习惯是一回事；大量的使用日化产品，消灭对我们有益的细菌，并为之付出昂贵的代价则是另外一回事。我们要在二者之间寻找一种平衡。

在牙和舌头的作用下，刚才还具有完整形状的食物变成了一团类似浆糊的东西，医学上管这个叫食物团块。此时，一口唾液被加进了团块里。这种含酶的汁液是从唾液腺中涌出的，相当于一种润滑剂，并能对黏膜（嘴里的那层红色的外皮，相当于皮肤里中间的那一层，也就是真皮）和牙齿起到保护的作用，并为食物的吞咽和消化创造了便利。唾液淀粉酶能够消化多糖类化合物等。当食物还在嘴里的时候，它就已经开始对碳水化合物进行消化了。而当食物全部被软化之后，口腔就完成了自己的全部工作。此时，就要看舌头的临门一怼了。只见它轻轻地停了一下球，然后一下子将团块送进了喉咙里。进门！好，咽下去了。

食道

离开嘴和咽部之后，已经变成浆糊的西兰花和鸡肉片便开始沿着长长的食道向下运行，以进入胃部。不过，地球引力并不能解决所有的问题。食道这条管道的管壁是由肌肉构成的。其上端的肌肉收缩会沿着食道被传递至下方，像波浪一样将食物向下传送（我们管这种现象叫蠕动），好似一只只小手在音乐会上对《徒手冲浪》的演唱者进行传递一样。在下行的过程中，食物上会被喷上黏液，这样一来，其滑动会变得更加顺畅。正常来说，性情平和的食道不会给你添任何麻烦。但是，如果你吃了一大堆辣椒炒肉，又在进餐时喝了许多葡萄酒和咖啡，还抽了好几支烟，最后又打着倒立睡着了话，那在夜间就可能会有酸水沿着这条位于身体中央的管道向上逆行，并令你痛苦不堪。酸水返到嘴里后会让你很不舒服，甚至是无比难受，有可能会让你在夜里咳出声来。有些人即使没做任何离谱的事情，也会因食道和胃部的疼痛而受到折磨。

胃

午餐肆无忌惮地打完滑梯之后就进到了这个装载食物的大口袋里。在这里，被嚼烂的食物要做更进一步的修炼。食道在进入胃部之前会穿过一个膈膜。膈膜的下方便是胃的入口。入口处有一小块肌肉把守。它的名字叫贲门，负责食道与胃之间的连接。胃是储藏食物的地方。它可以伸缩，富有弹性。当食物的数量变得越来越多时，它可以膨胀起来，以增大容积。在没有食物的时候，胃的体积是 500 毫升；在装满液体和固体食物之后，它的容积可以达到 4 升。

当它变得过于松弛的时候，我们可以想办法把它变小。比如，对肥胖症患者，我们就可以这样做。减肥手术就是通过各种技术手段减小胃的尺寸，或者将胃的一部分直接与肠道接通（旁路），这样做的目的在于让人在进食后很快就有吃饱的感觉，从而减小人的饭量。

胃是一个单向通道。进来了就别想再出去。想走到半路再返回去是根本不可能的。前文中已经提到过，倒行逆施会引起胃食管反流。要想出去的话，就必须要走下方的出口。那里也有一块肌肉把守，名叫幽门。一般来说，大家在一起联欢的时间最短为 2 小时（比如，在运动前摄入少量的食物），最多为 6 小时（除了大量的油腻食物之外还要加上充足的酒水）。聚会结束后，来宾们便要继续赶路，向下一个目的地小肠进发。胃和小肠通过十二指肠连接在一起。胰腺分泌的消化酶会进入十二指肠。肝分泌的消化酶经由胆道也会进入十二指肠。

胃溃疡、胃酸反流、食道裂孔疝：饱受折磨的胃

胃所占据的空间并不大，却在日常生活中受到多种疾病和健康问题的困扰。虽然它们只是造成一些不适，并不是很严重的问题，但却会给我们的日常生活带来诸多不便，并影响我们的生活品质。我们只着重研究一下它们其中的 3 个。

胃酸反流

　　这还要从器官的构造说起。食道是由肌肉组成的一个扁平状的管道。它的上端位于嘴的最里侧，并贯穿于胸腔之中。在它不工作的时候，其管壁是紧贴在一起的。但是，它会在适当的时候给食物和饮料放行。

　　它穿过横膈膜（在心脏的后面）之后，进入一个松软的口袋，也就是胃里。胃被放空时是扁的，只有其上方的一个小气泡还是鼓起来的。如果我们打一个小饱嗝的话，这个气泡就会瘪下去一点儿。当我们吃饱的时候，胃就会鼓起来。可想而知，如果我们把它填得满满当当的，然后立即就躺下，里面的东西就有向入口返回的趋势。有一个肌肉环可以在一定程度上降低此类事故发生的概率，但是这道屏障并不是不可逾越的。稍微增大一点儿压力的话，胃里的东西就会冲过去。胃里满是消化食物所需的胃酸。这些胃酸也会随食物返到食道和嘴里。

食道裂孔疝

　　当我们的胃不再老老实实地待在横膈膜的下面，而是经由横膈膜为食道预备的裂口跑到胸腔里时，就发生了我们所说的食道裂孔疝。这个裂口位于心脏的后部。但由于心脏是一块非常结实的肌肉，胃就只能去挤兑肺。一般来说，这种疝并不足以对呼吸造成任何的阻碍。不过，很显然，在这种情况下，胃里的东西就更容易返到嘴里了。消化器官跑到胸腔里的确是一种异常，但一般来说，这种异常并不会引发任何的症状或者明显的不适，而且，这种病症往往是无意中被发现的。

胃溃疡

得了胃溃疡会很痛苦。这种病会神不知鬼不觉地导致器官出血，而且时间一长还会导致缺铁甚至贫血，即血红蛋白浓度下降。胃溃疡可能使胃、十二指肠（将胃和小肠连接在一起的那一段管路）乃至食道遭受损伤。

在很长一段时间里，大家都认为自己之所以得胃溃疡，是以下原因导致的：由于压力过大，胃分泌的胃酸过多，以至于胃壁（黏膜）受到腐蚀并出现穿孔。这可太痛苦了，以后可不能再承受压力了。实际情况当然要复杂很多。外部因素对胃溃疡的生成起到了推波助澜的作用。我们在发烧、头疼或者关节疼时服用的药物，例如非类固醇类抗炎药（哪怕是身体局部的外用药物）等，就会引起溃疡。能够使黏膜失去防御能力的胃幽门螺杆菌也容易导致溃疡。通过药物治疗可以使胃的酸性减弱。例如，质子泵抑制剂就是一种效用很高的药物，但是，它长期以来一直被滥用。胃里之所以有胃酸并不是偶然的。胃酸可不是摆设，而是一道防御屏障。它就像是边防军，对细菌从来没客气过。能过它这一关的细菌少之又少。撤销了这道屏障，就等于是引狼入室。这些侵略者们会兴高采烈地沿着消化道北上，跑到肺部安家落户，或者南下去大肠。所以，滥用药物容易使这两个器官受到感染。

肝脏与肾脏

诚然，我们在白天吸入了各种各样的脏东西，而且，室外的情况还变化无常（温度、湿度等），但是，我们并不用担忧，因为，我们的体内有两个神奇的清洁工，分别为肝和肾。它们好比污水处理厂和下水道，有维持机体平衡的功效，值得我们信赖。

对身体有害的物质，例如毒素（烟、酒），以及机体自身产生的超过使用寿命的物质（例如：血红蛋白等）经肾脏过滤后或直接通过尿液排出，或经肝脏加工转化后通过尿液排出。

另外，这些毒素也可以在肠道内在肝脏分泌的胆汁的作用下被清除。

肝和肾的功能是具有互补性的。肝可以进行代谢（分解）和转化（它可以让不溶于水的物质和另外一种成分结合在一起，从而使其能够在水中溶解）。肝可以像一个环保主义者一样，能够在对有害的物质进行改造之后对其进行再利用；它还可以让有害物质和其它物质结合到一起，以使之更容易得到清除，然后通过尿液等介质将其排出体外。在完成这项任务之后，肝脏便将废物送入血液当中。废物经血液循环进入肾脏，并在那里得到清除。肝脏也可以先利用胆汁对这些垃圾进行处理，随后再让其进入肠道。经那里的酶处理之后，这些垃圾最终随粪便排出。

动脉自主动脉延伸出来之后进入肾脏。在那里，血液可以得到过滤，以始终保持其构成的稳定。例如，血液中含有钠、钾、尿素（蛋白质分解后的产物）等成分，其含量的波动幅度都是以毫克为单位计算的。不论在任何情况下，其在血液当中的浓度都必须保持稳定。即使是在天气炎热的时候（水分会减少），即使我们在白天喝了 10 升水（水的含量过多），矿物质的含量都不应发生变化。如果钠的浓度因血液受到稀释而下降，我们的神经元就会感觉不适，于是，我们就会抽羊角风；如果钠的含量上升，我们的神经元也会闹情绪（它们十分挑剔），于是，我们就会昏厥。如果钾的浓度上升，我们的心脏就会停止跳动，而钾的浓度下降则会引起心率失常，也同样会威胁健康。肾也不是吃闲饭的：纵然我们在沙漠中穿行，纵然我们在啤酒节期间喝得烂醉如泥，它都会尽力保住我们的性命。它能够保证人体生理常数的稳定，也就是说，不管人周围的外界环境如何，也不管我们如何作践自己，它都能让人体内的情况保持稳定。肾脏会根据当天的工作重点对流入自己管辖区域内的血液进行处理：降低钠（盐）的浓度；防止钾元素的流失，因为体内已经出现了短缺；钙元素储量超标，需要进行清理……当血液经由肾静脉从肾脏流出时，其各方面情况均已达标。如此看来，肾有点儿像一个地质冶金管理部门，只不过工作效率更高而已。

所有的一切都在没有外力介入的情况下有条不紊地进行着，什么涡轮增压排水设备、强力排毒装置，或者其他什么乱七八糟的器材，统统不需要。目前，我们既无法提高肝脏的工作效率，或者增加肝脏的工作强度，也无法对肾脏施加外力（透析另当别论）。包括利尿剂在内的一些药物的确可以改变尿液的成分。但是，它只对离子（钾、钠、氯等）和水起作用。我们也无法通过尿液将脂肪或者糖排出体外。如果我们的尿液中含有糖分，那就说明我们得了糖尿病。一些医疗手段的确能够改变尿糖的浓度，但这和人的体重以及个人排毒的情况都没有太大的关系。服用利尿剂后体重之所以会下降是因为体内的水分减少了。拳击手在过秤的时候就会采用这种手段减轻体重。但只要他们一补充水分，其体重就会迅速恢复到原来的水平。如果不是这样的话，那就出问题了，他们在第一个回合就会被击倒。但是，这种做法对体内的肌肉和脂肪是不会产生任何影响的。尽管如此，意外依旧时有发生。例如，当血液中的盐分不足时，人就会抽筋。至于身体里的毒素，只能在人体自身的作用下排出。

不管是服用人工合成的化学制剂还是服用纯天然的产品都于事无补。它们非但起不到排毒的作用，还为体内增添了更多的有毒物质。

胰腺

胰腺是那种很招人喜欢的器官：它从不给任何人出难题。不过要小心，这个彬彬有礼、做事低调的近邻，可能会被自家的狗吃掉，而且，惨剧在两年后才会被发现。胰腺的形状像树叶，或者说，像一个被拉长、压扁的三角形，被夹在胃、肠之间，且位置靠后。它有两项功能。它能够分泌胰岛素等激素，并将其释放到血液当中。而将分泌物输送到内部，就是我们所说的内分泌。胰岛素是具有同化作用的激素，能够促进细胞增长，并为糖分进入细胞内部创造有利条件。进入细胞的糖分会转化为糖原，并被储存在肌肉和肝脏里。胰岛素还能够将脂肪或者说脂类转化为甘油三酯，并将其以这种形态储存在皮肤和腹腔内的脏器之中（就是存在肚子里的意思）。胰岛素还有利于蛋白质的合成，进而促进肌肉的发育。当人体内的胰岛素发生短缺时，人就会患上 1 型糖尿病；而当细胞对胰岛素产生抗拒时，人就会患上 2 型糖尿病。2 型糖尿病往往是生活习惯不健康所导致的。胰岛素与体重的增长之间有着非常复杂的关系，而体重的增长有可能是由脂肪引起的，也有可能是由肌肉引起的。

　　胰腺还有另外一项功能：外分泌。它能够分泌消化酶，并输送到外部，准确地说，是输送到十二指肠，就是将胃的出口和肠的入口连接起来的那一部分。在大部分时间里，胰腺是忠于职守的。一旦它停止工作，就会有很严重的问题出现。当它发生癌变时，是不会有人注意到的。

　　但往往等大家发现癌变时，情况早已发展到了无法挽回的程度了。急性胰腺炎则不同。这种病很容易被察觉到，得病的人会疼痛难忍。我们很难弄清楚到底是得急性胰腺炎时更疼一些，还是得肾绞痛或者分娩的时候更疼一些。首先，拿急性胰腺炎和鼠疫或者霍乱去比较是没有意义的，再者，要想得出科学的结论，至少要对几百名女性进行调查，而且她们除了要有在未接受硬膜外麻醉的情况下分娩的经历，还必须得有急性胰腺炎和肾绞痛的病史。总而言之吧，患者会非常疼。疼痛的位置在上腹部（说白了就是在胃中间的位置），肋骨之间，胸骨的末端，而且痛感会从一处延伸到另一处。患者就感觉像是被一支矛或者采矿用的撬棒刺穿了一样。所幸，这种事情在今天已经十分罕见了。

小肠

肠道，是外部空间在人体当中的延伸，是外部空间穿越人体的通道。如果想要有一个健康的体魄，就要极力保护这个服务于内外交流的广阔平台。人不能什么都往肚子里咽，就像人不能什么都往肺子里吸一样，至少，我们要尽量避免呼入有害的物质。一般来说，小肠的长度为 6 米。这样的一个长度使得食物团块与体内血液之间的交流界面得到了尽可能大的扩展。当糊状的食物从小肠经过时，小肠会从中汲取其所需的各种营养成分：糖分、脂肪、维生素……在计算这个交流平台的面积时，需要同时考虑到几个方面的数据：它具有相当的长度而且蜿蜒缠绵，正如肠壁上的黏膜一样，而且，其表面上还有无数个褶皱随着小肠迂回曲折，这使得小肠的实际面积得到了极大的延伸。道理很简单：必须要趁食物团块在此经过时，迅速汲取人体所需的全部营养。

否则，就会错过机会。这就好比有那么一条河。这条河的河床上一天只在 2 个时间段有水流经过，而沿岸居民的生存又完全依靠在河水里嬉戏玩耍的那几条鱼。因此，人们就会在河岸上修建许许多多的浮桥，放出尽可能多的鱼线和鱼钩，以将鱼儿逃跑的概率降低到最低。对于肠道来说，道理也是一样的。从肠道经过的营养成分要么被大肠里的细菌吞噬掉（这个过程会导致许多气体的产生，因此会迫使人放屁。这会让那些做事文明得体的人非常懊恼），要么随粪便排出体外。这就是那些层层叠叠的褶皱存在的意义。肠黏膜上布满了接收装置，能够捕捉到各种营养成分，连一个饭粒都不会放过。如果由于面筋不耐受或者接受射线治疗等原因而致使肠黏膜受到损伤或者破坏，或者已经通过外科手术将肠道截短，就会引起消化不良综合征，从而导致营养不良。

地中海式饮食

在地中海地区的传统饮食构成当中，素食（水果、蔬菜、坚果和谷物）和橄榄油占比非常高，鱼类和禽类占比适中，乳制品（主要为酸奶和奶酪）、畜肉、肉类制成品和甜食（而且经常被新鲜水果取代）的占比较低。与地中海传统饮食习惯具有密切关联的社会生活与文化也具有显著的特点，比如注重用餐气氛、用餐时间长以及午餐过后有睡午觉的习惯等。这些生活习惯也被认为是对健康有益的，而地中海地区居民的身体健康状况良好也的确是有目共睹的事实。

地中海地区的人吃饭不忌口，不会长期回避某一类食品。事实证明，这种饮食习惯对健康是非常有益的。有人曾对 60 位没有心脏病（实验风险小）而且在饮食方面遵循这一原则的人进行过研究。在长达 5 年的时间里，这些人当中没有一个人得过中风或心肌梗死，也没有一个人死亡。这种饮食习惯不仅不会引起任何不良反应，还会使生活变得更加幸福。试想一下，如果全国上下所有人甚至是整整一代人都是这样，那该有多好！在对一组心脏病患者做过同样的研究后发现，最后达到同等标准的人只占总人数的 1/3，即 20 人。胆固醇（这项指标在今天已经遭到了质疑）高的人或者中风患者一般会服用抑胃酶胺酸。但是，养成良好的饮食习惯要比服用抑胃酶胺酸的效果好1~2倍。这就说明，对于大多数的慢性病患者而言，最好的治疗方案是改变生活习惯，而不是服用药物。但是，在现实生活当中，开一服药要容易许多！

　　一般人都会认为养成良好的生活习惯会影响生活的乐趣。事实并非如此。医学意义上的健康生活绝不是受戒律清规约束的生活。人体乃至大脑的健康状况，反映的是一个人一贯的生活方式。只有每天都坐在沙发上吃薯片，喝啤酒，看电视的生活，才会对人的身心健康产生负面影响。这可是一个好消息！这说明起决定作用的是经常性的做法，而不是偶尔的越雷池之举。所以，关键不在于限制自己的自由，而在于防止自己养成不健康的生活习惯。这条原则适用于饮食，也适用于体育锻炼。平时注意锻炼，甚至再大胆地想象一下，从事一项体育运动，在正餐时间注意健康饮食，而且别让自己饿着，那么，到了周末，就可以放心大胆地摆上一桌丰盛的宴席，还可以在周日看球赛时慵懒地睡着。吃饭绝不应当成为一件让人为难的事情，而应当是一种享受。反正，在这个问题上，医学绝不是严师手中的戒尺，这是一种错误的认识，是大家对医学的误解。不过，有一点倒是真的，由于历史的原因，整个法国医疗卫生体系都在为药物治疗提供方便，而不是为培养良好的生活习惯服务，大家都倾向于出了问题再去医院治疗，而不是在平时就注意从根本上消除隐患。关键在于，如果没人生病，就赚不到钱。

萝卜白菜，各有所爱

食堂餐盘里的菜肴体现了个人饮食的特点：有些餐盘里装满了薯条和大鱼大肉，而有些餐盘里却空荡荡的，或者只有一种颜色：绿色，从开胃菜一直到甜点全都是绿色。还有人喜欢蔬果的嫩芽或蔬果汁。自律的人会恪守"每天五种蔬果"的原则，有些人则大大咧咧，随随便便，毫无顾忌，只要当时想吃，就会吃。饮食的构成已经成为个人饮食理念的一个直接体现。

每个人都有自己的口味、过敏原、耐受性、信仰或理念，因此，每个人都自成一派。

科学膳食主义者

这些人只吃那些具有神奇功效的食品，那些具有药用价值的食品。这种食品具有一定的特性，是药和食品的结合体。所以，它们既能果腹，又能治病。尽管科学家们已经解释得清楚得不能再清楚了：只要吃水果和蔬菜就可以使肠道菌群处于健康平衡的状态，这些人还是会拼命地吃益生元、益生菌。再举一个例子：添加了欧米伽 3 号脂肪酸的人造黄油。有些人竟然真的相信一个完全通过工业手段合成的食品能够比真的黄油更有益于人的健康。这才是真正神奇的地方，而且，大家的想法也极其简单：所有人都想要改变，但是……又都什么也不想改。想要吃得更好，想要更加健康，却依旧胡乱吃东西，依旧保留着不良的饮食习惯。那些具有药用价值的食品就是为这些人服务的。这些人会觉得自己吃得很科学，而且也不需要付出什么特别的努力。他们会认真地按照这些科学的建议行事（反正这些建议听上去是有科学根据的），却丝毫不肯放弃自己的不良生活习惯。

我们还是来说一说黄油，还有那神奇的人造黄油吧。黄油就是纯度极高的动物脂肪。说得通俗一点儿，就是奶牛的脂肪跑到了牛奶里。这种脂肪经过提炼和浓缩，就变成了黄油。其实，就是液态的奶牛脂肪凝固后的产物。水分、蛋白质和糖分（乳糖）全都被剔除掉了，只有脂肪被保留了下来。学医需要经历一个十分漫长的过程。但是，就算没学过医也应该知道，奶牛的脂肪，和大多数肉畜的脂肪一样，容易对人的健康造成损害（只有过度食用黄油时才会，适量食用黄油是不会造成任何问题的)。这种脂肪含有多种饱和脂肪酸，对人体细胞绝对有害，可能会引起糖尿病，使通向大脑、心脏、腿部、生殖器等处的动脉发生堵塞，进而引发中风、心肌梗死、截肢、阳痿等，还会造成脂肪肝（就像鹅在暴饮暴食之后得上肥鹅肝一样），导致肥胖等……这些对人体有害的脂肪会在血液中淤积起来，扩散到人体的各个部位，并造成非常严重的后果，而且各年龄段的人都可能成为受害者。其表象为胆固醇水平偏高。但这只不过是一个中间过程而已，甚至同人们从食物中摄入的胆固醇并没有直接的关系。许多科学家在几十年前就已经发现，大多数的植物油（橄榄油、瓜子油、甜菜油、核桃油、榛子油等）含有所谓的"不饱和"脂肪酸。这种不饱和脂肪酸的利明显大于弊，甚至还是保持人体健康所必需的物质。注意，并不是所有的植物类脂肪都是这样的。比方说，棕榈油和椰子油就是例外！更糟糕的是，对人体有益的植物油脂在经过工业加工（加热以及为使其凝固而进行的脱氧操作）之后在性质上会发生改变，成为不良油脂（所以在低温下压榨出来的油品质更高）。

不过，也可以通过其他的渠道摄取对人体有益的油脂。三文鱼、沙丁鱼、鲭鱼等肉质肥嫩的鱼身上就有这种油脂。这些鱼身上的脂肪也对人体大有脾益。一周当中应当吃上 1~2 次。光明大道就在大家的眼前，办法已经给大家讲得很清楚了，而且也不需要花什么钱。小结一下就是：降低动物油脂的摄入量，多吃植物油脂或者肉质肥嫩的鱼。说得很容易，但是……如果不改变生活习惯，还是于事无补。

而改变生活习惯，恰恰是我们所不愿接受的。不过，我们的运气好：好心的企业家们为我们提供了解决问题的妙方。不需要你们付任何努力，我们替你们想办法！想往面包片上抹黄油，没问题。用人造黄油就行了。里面儿添加了植物油脂，还有味道实在是不怎么样的欧米伽3。想吃奶酪，没问题。只要选那种"低脂"的就行了。汽水也是：喝无糖的那种就行。总之，千万不要亏着自己。

所有这些产品都是经过深加工的工业制成品，对人的健康可能产生非常大的影响，可能会导致心脑血管疾病和癌症，其危害性是绝对不容忽视的。而且，也没有科学的研究能够证明在饮食中加入这些替代品就会使我们变得更加健康，既不用从根本上改变我们的生活习惯，也不需要锻炼。标签上有没有"经研究证明"的字样都无所谓，反正你早就相信了……

面筋不耐受

不能吃面包，不能吃面条，不能吃小米，不能吃面点，不能吃用小麦粉做的饼干，连面饼都不能吃，死面的也不行！真要命。如果实在是没什么可选的，也只能往餐盘里放不含面筋的食物了，就是感觉自己有点儿可怜。不过，由于对面筋不耐受以及拒绝食用面筋的人越来越多，改良的食品也变得越来越多。面筋是一种蛋白质。对面筋不耐受的人需要严格控制自己的饮食。有些人刚降生时便患有小儿乳糜泻：大家还记得肠道吗？当由食品组成的河流从它的门前经过时，它会吸收人体所需的一切营养物质。但是，黑麦、燕麦、小麦和大麦（记住大、小、黑、燕即可）中都含有面筋，而这些人的肠道细胞在接触到面筋之后就会发生破损。于是，就出现了腹痛、便血、吸收不良等问题，并最终导致营养不良。以前，我们饮食中谷物的种类是非常丰富的，但随着农业生产工业化的普及，谷物的品种变得越来越单一。就这样，我们的食谱变成了小麦制成品大荟萃。从早饭，到午饭，到下午茶，到晚饭，全都是用小麦做成的各种各样的食品。食品产业的工业化程度如此之高，以致于在火腿里都能发现小麦的踪迹。想把苞米棒子放到猪肉里做香料，没有！只有用小麦做的右旋糖。其实就是葡萄糖，根本不提味，但基本上在大型商超的食品区均有出售。还好，我们国家对食品标签上的信息有严格的规定。有些国家管得就比较松，消费者们根本就不知道自己吃的到底都是什么。

有面筋不耐受的问题，就有吃无麸质食品的饮食风尚。而且，不吃麸质食品的人远比面筋不耐受的人要多。这种现象有好的一面。无麸质食品的兴起促使各大品牌竞相抢占商机，让对无麸质食品有需求的人在寻找放心食品的过程中获得了更多的选择，也增加了他们对产品本身的了解。吃东西时讲究太多会让有些人觉得很可笑，觉得这完全是从众心理在作怪。如果不是因为有那么多的人推崇这种饮食，有谁会把它当作一回事儿呢？不过，对于许许多多的人而言，只有这样做了，他们的生活品质才能得到提高。在这些人当中，有些人的想法站得住脚，有些人的想法站不住脚。同时，这也让那些对食品企业的违规行为缺乏了解的人变得警惕起来：往火腿里加糖浆；在糖果里放猪骨头；往肉里打抗生素；在烂泥塘里养虾，还喂一些乱七八糟的饲料；在蜂蜜里掺葡萄糖糖浆；往花生巧克力里加纳米颗粒，以保持其光泽与色彩，还保证其在手中不会融化；乱放添加剂，坑害消费者……

吃素与吃荤

在聚餐的时候，毫无疑问，吃素的人和吃荤的人都得在同一张桌子上用餐。如果他们自己没吵起来的话，可以煽煽风、点点火，这样热闹。素食者是不折不扣的动物保护主义者，同时也为环保事业和子孙后代的幸福操碎了心。出于个人的信仰，也是为了全人类着想，他们不愿从动物的身上摄取蛋白质。肉食者很懂得享受生活：他啃排骨是为了解馋，他大口大口地吃牛排是为了有一个强壮的体魄。两个人本来能够成为好朋友，就因为吃肉的事情变得水火不容。抛开环保问题和对动物的关爱不谈，单从医学角度（也和环保有关）来看也应当少吃肉（倒不一定是一口都不吃）。过去，对于许多人而言，薄薄的小牛肉排或者菲力牛排属于山珍海味，在平时是吃不到的。后来，它们成为了美食中的极品。人们都说吃这个东西对身体好，因为那里面含有丰富的铁。含铁倒是没错，补铁并不一定非要食畜肉，更何况大多数的法国人也并不缺铁。想要健康并不一定非得吃肉，而且很可能还要少吃。两天一次，一个礼拜一次，一个月一次，目前还没有十分明确的说法。但是，一天两次肯定是太多了，这一点是毋庸置疑的。

这是最根本的分歧。除此之外，素食者和肉食者之间还可以着重就两点问题展开辩论。首先，是真话与假话的问题。的确有人在操纵舆论，这些人有自己的机构、自己的网站、自己的办公室、自己的雇员、自己的宣传力量、自己的经费。这些组织的任务就是维护某种主张、某个产品、某个行业，肉制品行业也被包括在其中。这些为利益集团服务的说客能够直接影响法律法规的制定、食品消费的趋向乃至绝大部分和营养学相关的舆论。不过，正确的做法最终还是能够得到人们的认同（当然是在很长时间以后）：少吃肉，少食用脂肪含量高的乳制品，要吃的话就选品质高一点儿的；多吃全麦面包，少吃普通的法棍；喝酒不要贪杯，不管是葡萄酒还是烈酒（我实在是觉得对不住大家，但是，从医学角度来看也是这样）。

还有一个话题能够引起争论：医学专家们的建议。他们的说法总是在变，真可以说是一天一个样。对于专家们来说，提供科学的建议是一个无法完成的使命。因为在不同环境下生活的人彼此之间会有很大的区别。而且，专家们也十分清楚，如果他们所推荐的生活方式与你的生活方式差别太大，或者实现起来有较大的难度，你就会拿他们的建议当耳旁风并最终将其抛诸脑后。所以，他们会一点一点地，慢慢地渗透，以免引起反感。在吃的方面，有一个非常简单的原则，对所有的食物和所有人都适用：少吃不等于不吃。每两顿饭吃一次肉，重量为150克；只吃一片抹黄油的面包；不要天天吃奶酪，而且要吃好一点儿的奶酪；多吃鱼（科学方法养殖的、野生的或是采用正常的方式捕捞的）；多吃绿叶菜，更要多吃豆类的蔬菜，多吃全麦食品，吃一点儿榛子或者其他的坚果；周末聚餐时可以吃一点儿上等的畜肉：一是大家都能买得起；二是这种东西绝对可以延年益寿，让你老的时候没有行动障碍，没有残疾，还可以避免大脑或其他器官早衰。这样，你就不必挨饿，不必因为吃一些怪里怪气的东西而招人烦，吃得还过瘾，而且，也不见得一定要花多少钱。总结一下：口诀是谷类加豆类加时令蔬菜。如果这些原材料事先未经过任何加工，那就再省钱不过了。这是超市里或市场上最便宜的商品。

下午一点
上厕所（唉，要命）

去还是不去？是憋着还是释放出去？那些做事直接的人是不会犹豫的：午饭一下肚，就大摇大摆地向卫生间走去，有些人手里还拿着报纸，那意思还要趁这机会了解一下国际时事。矫情的人会一直坚持到最后一刻。等到实在是坚持不住了，才会趁别人不注意时走出去，兜里还要揣上一瓶除臭剂。千万不能被别人注意到，绝不能让别人知道他们要去……拉屎。终于还是把这个词说出来了。有个别人会在走出方便之所之时夸奖自己的产量大，或者拉得干净利落的话，但大多数人都不愿说起这事儿，尽管他们每天要为此忙碌1~3次，而且当进展不顺利或者次数太多的时候还会感到担心。说到外观就更让人揪心了：是球状的大粒儿，还是椭圆状的小粒儿？是不是不成形，而且还格外难闻？是像灌木一样绿葱葱的，还是像西红柿一样鲜红？太软、太硬？总之就是不太对劲儿。

　　排便从表面上看是不起眼儿的寻常小事，但其实却很有讲究，奥妙无穷，只是大家不知道而已。

吉优拉·安德斯甚至在她名为《肠子有内秀》的畅销书中提到："拉屎是一种艺术"。他给出的建议还是很有用的，可以帮助大家避免这方面的问题。

要想搞清楚在这一阶段出现的问题，我们先要回顾一下之前发生的事情。在上厕所之前，吃的午饭，而在午饭之前，还有早饭以及在两餐之间吞下的糖果。这些食物在经历了加工改造过程之后，脱离了自己的外包装，最终进入了小肠之中。在这里，我们摄入的食物已经变成了粥状，并且会被分流。人体活动所需的营养会被成千上万的猎捕能手收入囊中，没用的垃圾则会进入结肠。在这里，会再进行一次选筛，一部分垃圾会被细菌消化掉，而连细菌都消化不了的那部分，就只能滚蛋了！于是就来到了直肠这辆垃圾车里。攒啊攒，当攒到不能再攒的时候，我们就排空。

大肠

我们都不愿意谈起它。的确，一谈起它，我们就很容易说到最终的排泄物——当然了，那就是，大便。大肠包括盲肠（苗条而有力的小肠和粗壮而慵懒的大肠对接的地方）、升结肠、横结肠、结肠脾曲以及乙状结肠、直肠和位于最末端的肛门。

结肠的口径很粗，松软无力。它环绕腹部一周，像一个方形的表盘，被人们称为大肠。大肠主要的功能为吸收排泄物中的水分。这个很容易记：人在紧张的时候，食物在消化道中运动的速度加快，结肠根本来不及吸收水分，于是，大便就会呈稀汤状，甚至是液态；相反，便秘的时候，大便会变得像石头一样硬，因为其水分在结肠里得到了充分的吸收。实在没事儿干的时候，大家可以通过改变憋屎的时长来对大便的干湿度进行调节——不过这样做对人是有害的。严重的时候，肠道内会出现粪块，长期卧床或者绝食的人就会遇到这个问题。粪块就是一坨坚硬到能够造成肠道堵塞的大便。粪块形成后，结肠黏膜在它的刺激下会作出反应，分泌出大量的水分，造成腹泻的假象，而实际情况却是便秘。患者在多日不排便之后，会突然腹泻，而随后排出的粪便又会像母山羊的粪便一样坚硬，如此往复。这种痛苦的经历没有也罢。

吃饭和排便之间的时间间隔有多长呢？这完全是因人而异的。对于有些人来说是几个小时，而对于另一些人来说可能是几天。有人会吃下许多辣椒，然后开始计时，看看从嘴里感到辣一直等到屁股感到疼需要多长时间，并把这个时间认定为食物从进到出的用时。这种做法表面上有道理，其实是错误的。问题在于，辣椒改变了食物通行的速度，使其变得更快了。这是在从事研究活动的时候经常会遇到的陷阱：测量的方法对于测量的对象产生了影响！结果，记录下来的用时就被人为地缩短了。

那么，臭气呢，就是屁、卟卟、胃肠胀气，你管它叫什么都行，总之，这股人体里排出的气体和香槟酒的气泡有异曲同工之妙。那么多大厂家费劲了心机才在精美的瓶子里造出的气泡，在我们的肠子里竟然可以自动生成。我们的肚子也会搞内部人员大狂欢。香槟里之所以会有气泡生成，是因为葡萄当中的糖分被酵母菌成分耗掉之后，会生成酒精和二氧化碳。

在结肠当中发生的事情与之相类似。如果进入结肠当中的糖分依然保持原有形态，未在前一站，即小肠中被消化、吸收，那么，肠道菌群中的细菌就会向依法对其进行处置，在结肠内伺机向其发动进攻。在遭遇时产生的气体会冲破瓶塞的阻力，并因此得到释放。这里说的瓶塞，是指肛门括约肌。这些未被消化的糖主要来自水果和蔬菜，首当其冲的就是用李子脯和干菜豆，但也不光是它们俩。它们所含的纤维是正好人体所无法吸收的那种类型，但对于食草动物而言却没有问题。牛之所以吃草就能长出上百公斤的肌肉是有它的道理的。如果人也像牛那样的吃饭，不仅会饿死，还会被自己放的屁给熏死。我们体内有细菌，牛的体内有酶，可以让它从素食中吸取精华，并用于能量的消耗和肌肉的生长。也许，在将来的某一天，研究兴奋剂的高手们会为人类研制出这样的一种酶，这样的话，健美运动员们就趴在草地里吃草就行了。这都是没准儿的事情！有些糖果（一些含有苯的糖精尝起来是甜的，但却不会增加热量，因为它不能被消化）和泻药（不能被消化且饱含水分的糖分在重力的作用下会将沿途遇到的一切全都带走）当中也有人体无法消化的糖类。滥用糖精肯定是不可取的（对身体没有任何好处，而且多年后对健康会产生何种影响目前还不得而知），但是纤维却不能不吃。它的确是难以消化的糖分，这是它和糖精唯一的相同之处，但是，它可以减小得癌症、心脏病和糖尿病等代谢性疾病的概率，

　　减肥效果好，助消化，有利于维护肠道菌群的健康平衡状态，进而对我们的精神状态产生影响……我们的身体之所以有时会对它有些抵触，是因为它难以消化。如果是这样的话，我们可以慢慢来，采取逐步递增的方式摄入。

肛门括约肌

　　这一截肠子的运行机制颇为复杂。这方面的顶级权威人士，吉优拉·安德斯写道："排便是非常有技术含量的工作"。

两组神经系统协同作业，以确保体内的垃圾能够以最隐蔽、最卫生的方式排出。这项独特的任务是由内、外两层括约肌完成的。"第一层受意识的控制"：在时机不合适的时候，即在有损道德风尚或者条件不允许的情况下，它会进行阻拦。停！谁也不许下来，谁也不许出来！第二层呢，受的是身体的控制：注意啊，满了，把阀门打开吧！这两块括约肌是同时工作的，因此，它们之间的沟通是非常关键的。如果外层的括约肌认为时机不合适，他就会告诉里边儿的哥们儿，里边儿的这位就会关紧阀门，带稍后再做尝试。不过，要当心，也不能太委屈这位。吉优拉提醒大家："如果在我们总是在需要排便时硬让自己憋着，我们会让内层的括约肌变得十分胆怯"。本来是我们自己身上的内层括约肌，让她这么一说，好像是一只躲在巢穴里不肯露面的小动物一样。"我们甚至有可能破坏它的正常反应。外边的那个哥们儿总是没完没了地管束它，以致于身处内部的它乃至它周围的肌肉都彻底丧失了积极性。

如果内外括约肌的沟通不顺畅，我们的消化也有可能会受到阻碍"。所以沟通很关键，这和两口子过日子完全是一个道理。处理不好，情况就会失控（大便频繁），甚至失禁，或者正好反过来，大便干燥。

去有 WC 标志的房间，不一定是因为外括约肌太松驰或者消化不畅。如果说在上班时间不一定要拉屎的话，在这段时间里不上厕所却是一件很难的事情。人体每天要排出 1~1.5 升的尿液，把这么多的东西憋在肚子里可不好：在湿热的环境中，容易引起感染。这个问题要从肾脏说起。血液要在那里进行过滤：有用的东西会重新返回到血液循环当中，没用的东西会以尿液的形式被排出体外。输尿管是排泄的通道。它沿着脊柱下行，直通向膀胱。这个用肌肉做成的大口袋是个蓄污池，多亏有了它，我们的尿液才不会没完没了地渗出来。不过，在适当的时候，还是需要将其排空。于是，尿道就派上了用场。女人的尿道很短，比男人更容易受到尿道感染的困扰，因为她们的尿道与肛门很近，容易受到肛门附近肠道细菌的侵袭。

男人的尿道在穿过整个阴茎之后才会通向外界，因此，能够和那些布满细菌的通道保持距离，从而免受感染的困扰。这既是个优势，但也是一个弊端：从膀胱内延伸出的尿道需要穿越前列腺。

随着年龄的增长，前列腺的体积会增大，会对尿液的正常流动造成阻碍。和之前提到的那个地方一样，膀胱的下方也有一块括约肌，会根据需要张开或者闭合。

尿液清澈、丰沛，说明人体吸收的水分过多，需要将多余的水分排出体外，不能让它承受过重的负载。喜欢在聚会时喝茶或者啤酒的人对这种情况比较熟悉。相反，如果尿液呈深黄色，且量很小，则说明人体缺水。原因可能是多种多样的：在天气正热的时候踢足球比赛，在三伏天喝甜度过高的饮料，喝酒贪杯……酒精会引起脱水。所以说，24 小时内饮酒超过 3 杯之后，每喝一杯酒就要喝一大杯水。如果没有在聚会上喝多的情况，那么一天喝 1 升水就可以了。

喝自己的尿

如果我们能够尝试的全都尝试了：运动、游戏、电影、阅读、戏剧，但还是觉得生活太无聊、太单调，那么……喝喝自己的尿怎么样？在社交网络上肯定会有人对这个感兴趣。社交网络的确会帮我们认识更多的人，问题是其中有一些过于另类。这可的确是个好主意啊。要不再刺激点儿吧。我们何不互相往眼睛里撒金属屑，把固体胶吞到肚子里，或者用圆锯剪指甲？

我得把话讲得再清楚点儿：我们之所以会把尿排出体外是因为人体已经不想再保留它。

如果人体能够从中获取能量或者以它为原料作出什么东西，就不会将其排出体外；如果人体能够将其用于骨骼的再生，也不会将其排出体外。所以，既然人体将尿这个东西排出体外，按道理来讲，就不要再把它送进去了。它是我们体内淘汰的东西。

会阴

这里不能拉屎，不能撒尿，也不是性器官，但这里有一块非常有用的肌肉，而许多人却并不熟悉。反正，没生过孩子的人肯定不熟悉。男人和女人都有会阴。在它的帮助下，大家可以憋屎、憋尿。女人还可以用它拦住马上要降生的婴儿。从人体结构方面来看，脊柱的最末端是骶骨，而骶骨的最末端是尾骨。脊柱的最上端构成了人的后颈部，而其下方的部分构成了胸腔的轴线。肋骨在人的背部与脊椎骨相连，而在胸前则与胸骨相接。从整体上看，这一段是一个上窄下宽的桶装结构。在顶端靠颈部的位置是开口的，而在下端则被横膈膜封闭起来。膈膜之上是肺，膈膜之下为腹部。下一段的脊柱是由腰椎和骶骨构成的。骶骨（下方的最末端被称为尾骨）上下两端之间的部分为骨盆。骨盆的形状像漏斗，其前半部分叫耻骨，后半部分叫骶骨。骨盆的两侧也是封闭的，起封闭作用的两块骨头，被称为髂骨。这个漏斗的底部也是封闭的。起封闭作用的部分是一块肌肉组织，而这块肌肉组织，就是会阴。从这块膈膜的后部一直到前部，分别是肛门，女人的阴道和负责排放尿液的尿道。当会阴由于妊娠等原因受到损伤时，人的大小便就会失禁。

同样，会阴受损也会导致器官位置下坠。网上不是有这样的图片吗？当举重运动员把被放到肩头的那个大家伙举起来的时候，他的肠子从肛门里冲了出来。他们从来没有生过孩子，但是，他们的肌体没有料到他们会如此调皮，竟然为了寻开心而去抬一辆翻斗车。腹腔，也就是肚子的底部被会阴封闭起来，在上方被横膈膜包住，而且在四周被肌肉包围（直肌或者腹直肌，斜肌等等）。当我们屏息用力时（屏住呼吸，将气管的气门封住），我们会将呼吸通道关闭起来，同时收缩腹肌。这时，我们腹内的压力会增大，因为横膈膜在向下压，而腹肌又在向里挤，到了一定程度，生殖器和消化器官就会被从会阴处顶出体外。我们更习惯于收缩腹肌，而不是会阴。不过，在女人当中还是会有例外：有些女士在生完孩子之后就喜欢锻炼一下那一块肌肉。下阴部是人体唯一的出口。为了避免惨剧的发生，我们要对会阴部进行特殊的照顾，即通过一些小的练习，让那里的肌肉变得更加发达。就看你如何去说服举重运动员乃至普通老百姓这样做了。上面讲的惨剧当然是属于极端情况，不过，大家应该或多或少都有过类似的经历。在你帮着表弟抬洗衣机或者帮着妹夫搬餐具时，就没有因为用力过猛而放过一个小小的屁？看完这本书之后，知道该怎么办了吧。

双手

在隐蔽的地点小解（或者大解）之后，绝对不能直接回到自己的座位上，好像什么事儿都没发生过一样。在离开厕所之前，必须要把手洗干净。经常有些没事儿干的学者或者懒惰的记者发表文章说厕所的马桶上、手机的屏幕上、蛋糕的容器上、门的把手上或是电脑的键盘上有多少多少的细菌。细菌并不是疾病的代名词：细菌无处不在，而且往往对人体是有益的。不过，对于致病菌，我们的确需要加以防备。有些细菌是通过空气中十分细小的液体颗粒传播的，另外一些细菌则是通过更大一些的液体颗粒传播的。但是，绝大多数的细菌都需要通过接触才能传播，而通过粪便传播的可能性则是最高的。如今，我们已经不去茅坑或者菜园子里拉屎了，也不会去闻别人的屁股，所以通过粪便感染致病菌的概率是很小的，但前提是洗手。我们经常会捂着嘴咳嗽，碰别人碰过的东西。在养成了佩戴手套和用除菌液洗手的习惯之后，我们这些医生会意识到要想在手术室以外的地方不接触细菌是绝对不可能的事情。有一个很有意思的游戏，能够让不从事医务工作的人有所体会：在和朋友聚会的时候，在每个人的手指上都抹上带颜色的粉末（比方说木炭），然后让大家尽量不要留下手指印……也就是什么都不碰！根本做不到。那么，应该怎么办呢？把手给剁了，或者，经常洗手也行。

如何才能把手洗净

有人洗手 10 秒钟就够了，有人洗手要花 3 分钟；有人迅速把手沾湿之后，甩一甩，便扬长而去，有人则连手指甲里都要打上肥皂。要想把手彻底洗净，就必须要讲究正确的方法。

——将双手充分润湿；

——在手部各个位置都打上足够的香皂；

——手心对手心，来回旋转搓洗；

——接着，用右手手心来回搓洗左手手背，之后两手交换；

——随后，手心对手心，十指交叉，来回搓洗手指之间的缝隙；

——用一只手的手心握住另一只手的手指，沿着与手指垂直的方向搓洗手指背面；

——右手握住左手大拇指，以旋转的方式对其进行清洗，之后两手交换；

——用左手手心以旋转的方式搓洗右手手指尖，之后两手交换；

——用水对手进行冲洗；

——用一次性纸巾认真将手擦拭干净；

——用纸巾垫着将水龙头关好。

这个详细的洗手步骤说明是由世界卫生组织给出的，整个过程应持续40~60秒，也就是把《祝你生日快乐》这首歌连续唱两遍的用时（这是世界卫生组织的说法，但是这首歌的歌词有若干不同的版本，所以不敢保证在时长上一定吻合！）。

在照顾孩子或是身体虚弱的人之前，在做饭、盛饭或是吃饭之前，一定要把手洗干净；在擤完鼻涕、咳嗽和打完喷嚏之后，在看望过患者、照顾完婴儿、乘坐了公共交通工具之后，也要去一趟盥洗室；在进办公室之前，在回家之后，也要去洗手；当然，每次上完厕所之后，也是一样。在找不到水和香皂的情况下，也可以用酒精洗手液洗手，前提是手不能太脏或者有太多污渍。

下午两点
回到办公室，开始下半场

吃饱了，屎尿也打扫干净了，我们非常想找一张柔软的床或者铺满靠垫的沙发，平躺下来好好消化一下。可是接下来的日程安排却远没有这么美妙、舒心。回到办公室，在一张半舒服不舒服，还多少有点儿塌陷的扶手椅上落座，双脚紧紧地踩着地面，用呆滞的目光看着电脑屏幕，集中精力完成下午的工作。法国有 2690 万的劳动人口，其中有相当一部分人在上班的时候是原地不动的。他们只有在上厕所、喝咖啡和叼起那百抽不厌的烟卷时才会走动走动，而且，吸烟室正在逐渐被取缔——这倒是件好事儿。于是，对于许多人而言，办公室变成了一个对身心健康有害的地方。那张将要支撑你整整一个下午的座椅对你的腰椎、颈椎、手腕、屁股和脑袋来说简直就是一件刑具。那双紧盯着屏幕的眼睛像是被拴到电脑上一样，也不能算是受到了优待。

腰背

人们在 21 世纪遭遇的痛苦有很多很多。但有一种痛苦可以在所有人的心中引起共鸣：腰疼。十个法国人里有八个在一生当中至少体验过一次腰疼的滋味。疼痛的位置可上可下，也可以沿脊柱从上疼到下；疼痛的位置可左可右，也可以从左疼到右。腰背处是人身上最结实的部位之一，却也经常是自己够不着的地方。最让人头疼的是，当正中间的部位一痒再痒而且痒得厉害时候，我们却苦于自己胳膊太短而无能为力。灵活而有力的腰背能够帮助我们完成许多日常生活中必须要做的动作。

人的腰背是由一节一节的脊椎骨堆砌起来的，从骶骨一直延伸到颅骨，在胸腔的位置，还有一条一条的肋骨（或者叫排骨，不过没有烧烤酱，西南地区的美食家们称其为猪肋条）与之相连接。脊椎骨之间还有椎间盘，由纤维构成，同时还含有软骨。椎间盘相当于垫片，起缓冲作用。韧带会对脊椎骨进行整体加固，但脊背这座大厦的稳固性光靠韧带是根本无法保证的，起主要作用的，还是脊柱上的竖脊肌。在很长一段时间里，人的脊背和许多其他部位一样，被想象得过于简单。人们只是从解剖学的角度掌握了它的结构，并了解到了它的一些最基本的功能。因此，过去的人简单地认为脊背就是被椎间盘隔开的一节一节的脊椎骨，只不过骨头里有神经根随着骨头的起伏努力地蜿蜒穿行而已。既然如此，所有的骨骼疼痛就都可以被归结为脊柱下垂和脊椎内部关节（指脊椎里面的小关节，也就是脊髓通道侧壁的一部分）的疾病，或者各种骨骼和软骨的损伤。

这在逻辑上是无懈可击的：根据影像上显示的损伤（在 X 线片上看到的异常）和对应部位的症状就可以判断出疼痛是由哪个部位造成的。什么腰痛、股神经痛、坐骨神经痛，还有腰背问题当中最让人挠头的椎间盘突出，都是一下子就可以确诊的病症。于是，人们就迎来了腰背位置手术的黄金时代，什么问题都通过手术来解决。

可这样做是不对的。有联系或者有关联不等于就是病因。如果不明白这个道理，就会落入医学领域的陷阱。在我们拍的 X 线片上能够看到很严重的关节损伤（软骨消失、骨质增生、脊柱下垂），并不等于我们一定会感到疼痛；也许在光片上什么都看不到，可我们就是觉得疼；还有可能在接受手术治疗之后，椎间盘突出的问题未见任何好转……这时，我们才意识到人的腰背部是一个非常复杂的统一体，这种复杂性就决定了腰背疼痛的病因可能是方方面面的，而治疗方法也可能是多种多样的，外科手术只是众多治疗手段当中的一个。

　　腰背疼痛的原因可能是韧带、竖脊肌、椎间盘（也就是发生椎间盘突出的时候）以及与腰部关节疼痛等相关的椎间关节出现了问题。有人说自己腰疼，有人说自己突然间腰疼的厉害，还有人说自己"不能动了"。那么，这些到底都是什么问题？实际情况往往和大家想象得不太一样，关节之所以能够正常地运转，依靠的完全是它周围的肌肉以及这些肌肉的正常运转，而不是依靠骨头之间的简单咬接。在肌肉张紧力的控制下，关节才不会变形。在我们需要将身体舒展开时，肌肉就会松弛下来；相反，在我们需要抵抗外力的压迫时，肌肉就会紧张起来。有舒张，就有收缩。这就好像桥的拉索上装了绞盘一样，一会儿被拉紧，一会儿被放松，为的是化解风对桥梁的干扰。以急性良性腰背疼痛为例。这是一种由于肌肉的损伤而造成的疼痛。如果人在做某个动作时出现了闪失，肌肉会在突然间猛烈收缩，以防止椎关节受损。当这种收缩过于剧烈，过于突然时，人就会感到疼痛。有时，这种疼痛甚至会让人失去行动能力。一般来说，如果能让自己放松下来，避免做剧烈的运动，伤势会自动好转。有收缩，就有舒张。

　　当我们受到急性良性腰背疼痛的折磨时，总的来说，就是腰背酸痛的时候，千万不能长时间静养。这样做会使肌肉完全松懈，导致同类情况很快再次发生。要想降低病情复发的概率，只有一个办法：让自己重新获得一块强健有力的肌肉。要实现这样的目标，就必须要……活动！而且，还要尽可能多地活动。千万不能连续几个小时一直保持笔挺的身姿。在办公室里，我们要经常变换姿势，还要经常站起来走动走动；不办公的时候，我们也要活动腰背部，以增加它的强度。适当的运动也能起到良好的治疗效果。对工作环境进行科学的调整也是非常有必要的：桌案的高度，符合人体工程学原理的座椅……

对办公环境的调整

每隔半个小时站起来，走一走，就可以降低得中风的概率，而且，既不会影响工作效率，也不会影响产出的效率。许多企业对高度可调节的办公桌进行了尝试，让员工可以先站着工作一会儿，再坐着工作一会儿。有些态度坚决的企业做得更加彻底（或者说是违反常理，见仁见智的问题），取消了桌椅，以办公跑步一体机取而代之，让大家在工作的时候可以练习走路，甚至跑步。有的企业想得更绝，竟撤掉了传统的座椅，而让员工坐在大的健身气球上。这种"座椅"是不稳定的，人坐在上面之后可以在不经意间增强腰背部的本体感觉，并使那里的肌肉组织得到锻炼。

灌了铅的双腿

运动对身体的其他部分也是有好处的，而对那两条支撑着整个身躯的双腿尤其有益。腿，是挂在骨盆上的两条肉墩墩的支柱，有了它，人才能够行走。人的双腿看似简单，实则不然。我们不能把它简单地理解为两根不能同时朝一个方向运动的棍子。腿是由骨头、关节、肌腱、韧带、神经、动脉、淋巴管和静脉等众多元素组成的。我们经常会用灌了铅、很疼、很僵硬、不舒服以及其它一些既能说明一些问题又什么都说明不了的词语来描述自己的双腿，就是为了表达腿疼，腿难受的意思。的确，如果长期不活动，有可能就会觉得双腿变得非常沉重，而且发现脚腕浮肿。这个问题有时是由所谓的静脉曲张造成的。要想明白其中的原理，我们还得复习一下与心脏有关的内容。

血液在心脏里充分补充了氧气之后，开始向全身输送养分，向各种细胞提供糖分、氨基酸和脂肪，当然，还有氧气。在走遍了人体的各个角落之后，血液便完全失去了养分，变得黯然失色。要想恢复活力，它就必须要到一个地方去：心脏。对，还是心脏。血液很清楚，那里是它的乐园，在那里，它可以尽情地补充氧气。可问题在于，那片乐土，在很遥远的地方，而且，它也得不到任何外力的帮助。在从心脏出发的时候，心肌心甘情愿地推着它走，而且还是从上往下走，因此，根本不需要它费什么力气。但是，如果它想要往回返，就得自己想办法了。而对于已经流到小拇脚趾的血液而言，回程简直就是一场噩梦，无法用语言来形容。

所幸，附近有脚掌和腿部肌肉，还有它们和体内的单向阀共同组成的一个体系。人只要一走路，就可以使脚部的静脉血管网络受到整个身体重量的挤压，而这种挤压，就可以迫使血液流向高处。人每次迈步时，腿部肌肉都会收缩，而这种收缩又会使静脉再次受到挤压，从而迫使血液流向更高的地方。所以，如果人不走动，那……血液就不会流动。这个顺口溜是不是挺好记的？如果血液不流动，那么不新鲜的血液就会淤积在腿部，让人觉得不舒服。在坐车、坐飞机的时候，或者当一个神经衰弱的老师在你面前唠叨个没完的时候，你肯定有过这种体会。不过，要注意，不要在温度过高的地面上走动。高温会使血管膨胀，不利于血液上行。

市面上有一些所谓的"加强静脉收缩力"的药，说是可以治疗静脉曲张。曾经有那么几年，这种以银杏二裂片为主要成分的药物非常受欢迎。问题在于，血管并不像肌肉那样具有张紧力，因此这种药物治疗是没有任何科学依据的。想让一个装满水的杯子具有张紧力，多少有些愚蠢。不过，有人似乎对此确信无疑。之前我们就说过，最好的治疗，莫过于运动！

视力

看了半天电脑之后，在休息时间，又开始看手机。很快，又得伏案翻阅文件了，然后，又接着看电脑。根据法国ACTINEO 参考指数提供的数据，在办公环境当中，一个人看电脑的时间平均长达 6 小时 15 分钟，在这个基础上，还要加上理论工作时间之外看电视剧的时间，打游戏的时间、看手机的时间（根据法国卫生总署公布的数据，一个成人每天看手机的时间平均长达 5 小时 17 分钟），最终导致的结果就是……问题就在于，我们不知道……最终会导致什么结果。不过，从初步得到的反馈来看，情况不太乐观，而这样做对人的眼部健康所造成的影响，则是越来越令人感到担忧的。蓝光照射有可能会引起视网膜早衰，而太阳和屏幕所发出的蓝光照射是最强烈的。眨眼次数的减少也会引起角膜干涩，这时，人就会去揉眼睛，而总揉眼睛又会造成角膜变形。有人怀疑看屏幕会引发近视眼，但目前对此还没有任何定论。应该还需要再观察一段时间，以免在刚下结论之后不久又要对其进行否定。但至少有一点是可以肯定的：长时间地待在屏幕前是非常有害的，不过，想必大家已经明白了，这和大家的视力没有什么太大的关系。

技术的进步使我们在一定程度上得到了解放，不用总排队了，不用开那么多没用的会了（还需假以时日），不用和那么多可恶的人打交道了（不过也不好说……）。这是件好事，但也有很大的坏处：如果我们待在屏幕前面，我们就无法做其他的事情，就不能参加聚会，就不能去跑步或者打排球，就不能享受读侦探小说的乐趣。长时间坐在那里反复看那些愚蠢的视频，连血液都不流通了，你会感到放松？道理简单得很！这就好比我们什么都可以吃，但前提是吃得要适量，安排得要合理。绝不是说不可以翻来覆去地看一只可爱的小猫咪学猫叫，或者看一个可爱的小朋友一边往妈妈身上甩土豆泥，一边咯咯笑，但是，从屏幕上获得的那一点点放松很可能只是暂时的，这就像其他一些对精神有影响的事物一样（酒精、烟草、精神药物），长时间接触反而会引起焦虑。这里就有一个花多长时间，以及把时间都花在什么地方的问题。如果说看书、文化娱乐、文化修养以及社会交往对于延年益寿大有好处，还有利于提高老年人的自理能力以及预防老年痴呆（在这个问题上还是具有决定性的因素之一）的话，那么连续数小时盯着屏幕，就为了看老爷们儿打架，看彩裙飘飘，看最新款的奔驰车急刹侧滑的话，就有些得不偿失。上班的时候看屏幕就算了，因为你没有其他的选择。回家就不要再看了。

还有一点也是肯定的：屏幕对少年儿童肯定会产生不利的影响。在这方面进行的研究是可信的，结果是一致的，也是令人担忧的。如果你家里最小的孩子没有多动症，没有注意力不集中的问题，也没有学习方面的困难，那么就请你把他捆在屏幕前，让他连续看 3 小时的动画片，这样，这 3 个毛病他就可能全都有了。在其他问题上，也是这个道理。工具本身没有问题，分你怎么去使用。看屏幕也会上瘾。本来是为人的社会交往和娱乐服务的工具，却成了我们当中许多人生活的主宰。这是一件非常可怕的事情。

性格迥异的同事

需要特别指出的是，办公室也是各种各样的神经病、怪癖和个性汇集的地方。企业里有一个专门的术语，管这个叫"同事"。有人很喜欢他们，有人厌恶他们，有人对他们又爱又恨；有人特别喜欢贬低他们，有人特别不喜欢褒扬他们；有人受够了他们，有人和他们打了一辈子的交道。同事既是我们最要好的朋友，也是我们最可怕的敌人；对我们来说，他们都是一个样；对我们来说，同事主要还是我们生活中最有趣、内容最丰富的话题之一。在咖啡机前，在开会的过程中，身边的每一个同事都可能成为被数落的对象。开放式的办公空间就是各色各样人物集中的地方，虽然我们并不了解他们的生活，但是，我们却会轻易对他们下结论，并喜欢将他们划分到某个类别当中去：喜怒无常型的，极端型的，狂躁抑郁型的，过度焦虑型的，诸如此类。我们特别爱议论别人的情绪状况，但却从来不会提到自己的。我们会多少有些不负责任地说某位女同事内分泌失调，说另外一位同事脑子有病，说第三位同事脾气不好，说第四位同事喜怒无常。

　　说来说去到底在说什么？人在情绪方面的变化，甚至是问题。所有人的性情和精神状态都会发生变化，我们自己或多或少都能意识到这一点。某几天，某几个礼拜，某几个月是一个样；某几天，某几个礼拜，某几个月又是另外一个样。这就能说明我们的健康出现了问题吗？很难说……当一个人在悲、喜，甚至是欣喜若狂的状态之间来回摇摆时，我们如何断定这是否是一种"病态"？我们每个人都会有这样的时候。这不是通过抽血化验、先进的医学成像技术、大脑活动分析或者其他任何一种医学检查就能够查的出来的。有时，之所以会增加几项检查，反而是为了排除心理方面的因素。

有时候，行为失常的表象实际上是由癫痫病和脑部肿瘤等内部因素造成的。

国际上对此确实有明确的划分。其中，精神疾病诊断与统计手册（DSM）中提出的对精神疾病的判定标准是最为权威的。这一分类标准的内容经常会发生变化，但是，其中的某些判定标准已经得到了一致的认同。当然，听到吸尘器在朗诵诗歌或者听到死人在地铁站里发号施令肯定是不正常的。但是，有一些判定标准则明显不能令人信服。比如，关于抑郁症的判定就是一个很好的例子：长期处于忧郁状态，以致于对家庭和工作两方面都造成了极大的影响。难道，这就算是一种病态吗？究竟应该把某种情况认定为一种疾病还是看成是生活中的变数，关键要看它究竟造成了什么样的影响，而影响的大小又取决于我们所处的环境，它可能是海纳百川的，但也可能是比较封闭的。所以，同一个人，在某个特定的社会文化环境当中可能被看成是精神病，但在另外一种社会文化环境当中则有可能被看成是正常人。一个人的消极状态是不是在某种诱因的作用下形成的？对这个问题的回答也能够为我们提供一些线索。不管这些医学上的分类标准看起来有多复杂，多深奥，都必须要经得起推敲。当一个受到孤立的人突然失去了他唯一的朋友，并因此陷入一种长期的忧郁之中，那么，他的这种情况就可以被看成是其针对在生活中遭遇的不幸而作出的合理的反应。我们可以说这个人"精神抑郁"，也可以说他是个真实的人。在进行诊断时，我们可以参照各种各样的标准，可这些标准并没有考虑到大的外部环境和千差万别的个人因素。这就要求医生必须要对自己所掌握的信息进行归纳、综合。

否则，他作出的结论就会有失偏颇，而依此作出的治疗方案也就失去了合理性。不过，医生也不能解决所有的问题。

健谈与矜持，内敛与外向

我们会以一个人是否爱说话为标准，把刚认识不久的人，尤其是同事划归到某个类型当中去：腼腆、友好、矜持、没脸没皮、古怪、外向。我们总是把一个人的性情当成了他最主要的特征，因为，它从一开始便对我们和这个人之间的沟通和交流产生影响。如此看来，人和人之间根本就不是平等的。如果说这个，就是沟通、表现自己甚至是抬高自己的能力是可以通过后天的努力得到提高的话，对于有些人来说这种能力是与生俱来的，而对于另外一些人来说，这种能力则是遥不可及的。我不禁想要从解剖学的角度解释这一问题：舌头、嘴、咽、声带等。但是，大家都很清楚，起决定作用的部分来自于更高的地方，就是大脑，我们的肉身只是奉命行事而已。

说话的时候当然需要用到嘴里的舌头，可是，要想进行交流，光有舌头是不够的。80% 的信息是通过口头交流之外的形式传达出去的，是通过我们的态度表现出来的。所以，姑且让我们忘记自己在解剖学方面的特征，也忘记我们非常重视的语言表达吧。让我们集中精力去研究这样一个问题：如何在不发出声音的情况下进行表达。请你带着会心的微笑对一个婴儿低声哼唱："你怎么这么难看！"孩子很有可能会还你一个微笑。倒不是因为他愚蠢，而是因为他根据你的语气判断你的态度是友好的。所以，他也并不在乎你具体说了什么。

然后，你再拿出一副无比严肃的神情对他说："宝宝好棒"，孩子八成会嚎啕大哭起来。婴儿对有声的语言并不熟悉，他只能领会对方的态度。因此，他只能通过无声的语言与他人进行沟通。随着年龄的增长，孩子逐渐掌握了语言，但是，他却并不会因此而忽略另外的这种沟通方式。成人主要通过自己的仪态、声调（抑扬顿挫或声音的韵味）和动作等进行交流。这一点在我们对即时通信工具的广泛使用当中得到了印证。在交流的过程中，我们大量地使用了表情符号，目的在于在谈天说地的同时，让纯粹的文字信息变得更加生动、更丰满。在字面意思都是"你怎么那么笨"的情况下，加上一个哈哈大笑的小兔子的头像和什么都不加，表达出的意思可能是完全不同的。再以老年痴呆症的患者为例。我们经常提到这种病对记忆力的影响，殊不知它也会影响到人的其他认知能力，这其中就包括语言组织能力。得了这种病之后，患者在语言表达方面会遇到困难。之后，随着病情的发展，患者的面部表情也不再有变化。这时，沟通只能通过语言交流以外的方式进行。医务工作者，尤其是护理人员非常清楚，他们只能通过口头交流之外的沟通方式让自己得到患者的认可。比方说，他们需要说服患者，让他们在上厕所的时候接受帮助。但是有些患者却不理解为什么有人会替自己处理这方面的事宜，因此会把这种做法看成是对个人隐私的一种侵犯。所以，医务人员既要讲究办事效率，又不能仓促行事；说话时要慢声细语，做事时要从容不迫、胸有成竹……

同事之间相处也并无太大不同：一个微笑、一个友好的表示、一个会意的眼神，往往就足够了。用长篇大论也可以得到大家的认可，但实际效果很难得到保证，无声的表达才是最关键的。

永远保持健康的肤色

是因为度假时总去热带地区晒太阳，还是因为办理了室内日光浴连锁机构的超级 VIP 会员卡，还是天生就爱晒太阳，以至于只要天儿好就跑出去晒，还是因为补充了过多的胡萝卜素？没人知道！大家都在议论纷纷：为什么这个人的脸总是古铜色的？阳光，会改变一个人的肤色和情绪。可以说，有了阳光，才有生命；没有阳光，就不会有光合作用（植物在吸收了光线中的能量之后将空气当中二氧化碳的碳元素转化为生物细胞当中的有机碳的过程）。光照对皮肤是有影响的：在接受光照之后，皮肤能够制造出维生素 D。除此之外，经常晒太阳还有可能使人心情舒畅。生活在地球最北端的人都要经历一个十分的漫长的冬季。在北国的冬季，光照不仅时间短暂、而且强度还很低。所以，到了冬天，在那些地方，自杀的热潮会一浪高过一浪。另外，已经有大量的事实证明：充分的日照和规律的作息（24 小时内的活动）对于神经病和神经病变的治疗都是非常有利的。不过，要注意：晒太阳也得有节制。过量的日光照射对健康是有损害的。

——对眼睛的危害：上了年纪之后，很容易得黄斑病变。

——对皮肤的危害：可能会加速皮肤老化。大家可以观察一下那些喜欢在海边晒太阳或者喜欢在日光浴床上照紫外线的男男女女们，他们的皮肤上有很多褶皱。更可怕的是，这样做增加了得黑色素瘤的风险，而黑色素瘤是皮肤癌当中最致命的一种。

不管皮肤的颜色如何，晒太阳都是必需的，但是要有节制。如果接受日照的时间比较长或者来到了太阳比较毒的地方，例如，海边或者滑雪场，请不要忘了采取保护措施。

怕冷的人

这种人总是围着厚厚的围巾，穿着羊毛衫。如果不知道他在哪儿，去有暖气的地方肯定能找到他。他总是觉得冷，就算气温处于正常水平的时候也是如此。他总是蜷缩着身子，好像缩成一团就能让他暖和过来似的。如果你和他握手，你会在瞬间感到有一股凉意向你袭来。"你的手好凉啊。"你不由自主地惊叹道："错，是你的手太热了"。他平静地回答道："不对，是你……"我们在和别人握手时会发现自己和对方的体温之间存在差距，但这并不说明一方或者另一方的体温才是"正常"的，也不能说明某一方觉得太热或者觉得太冷。毕竟，人的体温基本上都是一样的，都在 37℃ 上下。所以，我们所感觉到的差异和体温是没有任何关系的。一只手之所以会多少热那么一点点

（或者冷那么一点点儿），是因为在体温都是 37℃的情况下，大家身体里血液的流量是不同的。血液的流量取决于血管的直径，也就是小动脉的粗细。血管的粗细受自主神经的控制和化学介质的影响。对，又是那个自主神经系统，每一次都是它；此外，化学介质也可以对人周身上下各器官组织的正常运转施加影响，上至头发丝儿，下至脚趾尖儿。在下列因素的影响下，血管会发生收缩。

——外界的温度当然是这些因素当中的一个。如果天气比较冷，人体就会把各种脏器当成重点保护对象，并集中精力对那里的温度进行控制。因此，它就会让手部和脚部的小动脉发生收缩，以引导血液流向人体的中心区域。这就是为什么我们的手会冷。哪怕是我们冷得都要生冻疮的时候，我们做的第一件事情也不是捂住自己的手，而是更好地保护自己的身体。如果天儿没有那么冷了，人体就会让更多的血液流向手指，以为其送去温暖。当血液重新涌向手指时，人可能会感到疼痛。但这是好事儿。

——缺血。这就有点儿麻烦了，因为缺血主要是由失血和贫血等原因造成。此时，自主神经系统会对地位高贵的器官进行重点保护（没有手总比没有脑子要强吧……从理论上来讲），降低细枝末节部分的血液流量，以维持身体关键部位的功能。

——一些特殊的病症。其中，雷诺综合征或者血管收缩膨胀现象会影响小动脉直径的正常调节，以致于在外界温度发生变化时，小动脉会突然作出剧烈的反应，但却不能达到最佳的状态。在这种情况下，如果手被冻着了，动脉会猛烈地收缩，阻断血流，引起剧烈的疼痛。当气温回升时，痛感又会再次袭来。

耐寒能力的强弱还和其他方面的因素有关。比方说：习惯。我们几乎可以肯定，一个在阿拉斯加生活的人肯定比在纳米比亚大沙漠生活的人更能够忍受严寒，尽管沙漠地区夜里的温度也很低；人体最基本的新陈代谢活动也会引起体温的变化。一个人就算是什么都不做，也会消耗能量，要是这个人一个酷爱运动或者肌肉非常发达，那么，他的能量消耗就更大了；甲状腺激素和性激素水平的变化也会对体温产生影响。例如，得了甲亢的人新陈代谢会加速，因此可能总是感觉到热。

可以肯定的是，到了换季的时候，受上述因素影响的人肯定会在一些老掉牙的问题上同别人进行争论：把空调开多大？把暖气开多大？从环保的角度来讲，这里可能有一个碳的排放量的问题；从健康的角度来看，有些人认为不能让室内和室外的温度相差过于悬殊；可到了一个开放的办公环境里，这就可能变成一个影响内部团结的问题：空调开大一点儿还是开小一点儿？暖气开大一点儿还是开小一点儿？和室外温度的差距不能大于 5℃？对从事脑力劳动的人来说最理想的温度是 18~19℃？早上赶到办公室之后，如果为此发生了争执，大家可以用对自己最有利的理论、学说来为自己辩护，我就不掺和了。

恐惧症患者

如果这种人碰了一下门把手，他就会立即拿出消毒液消毒；他每天要给电脑键盘消毒无数次；他从不和任何人握手，更不用贴脸的方式问候任何人。他的担忧只有一个：被病毒或者细菌感染。他从不在众人面前发表言论，如果轮到他当众发言，他就会找个理由开溜；如果有人跟他讲话，他就会满脸通红、浑身冒汗。他非常害怕虫子，会被一只飞进办公室里的苍蝇吓得半死；他什么道理都听不进去，只相信自己那一套；他的想法与现实是脱节的。这种人会把自己的恐惧传染给身边的人，并给他们的日常生活造成极大的困扰。我们会不假思索地给这位亲爱的同事贴上"恐惧症患者"的标签。实际上，这样做是错误的。他的这种心理并不叫作恐惧。怪癖、强迫症、内向型的性格，我们很容易把一些不同的概念混为一谈。你讨厌蜘蛛，让别人替你把它赶走？没什么不对的啊。你吃沙拉的时候如果吃到一个虫子会觉得很恶心？这很正常啊。你在公共场合抛头露面时会觉得不知所措？别人也会。我们认为这都是很正常的反应，可以为我们的日常生活增添一些刺激，一些挑战。这些与真正意义上的恐惧心理没有任何的关系。如果实际情况真的是这样，那是没有办法控制，没有办法解决的，只能硬挺。出汗，心跳加速，心情紧张，脸上有发烧的感觉，甭提多难受了。诱发恐慌心理的因素是因人而异的，想要找到病根儿是一件很难的事情。每个人的情况都不尽相同。这种恐慌心理对家庭生活、社会交往和事业的发展都会造成十分恶劣的影响。一方面有恐慌心理的人反应是非常激烈的；另一方面，重复发病的概率会很高。心理治疗有助于克服恐慌心理，但要看情况。比方说，如果你对座头鲸会产生恐惧，那么，想要降低你发病的概率就很容易；可如果你厌恶的是我行我素的年轻新贵，那你就得小心点儿了，因为这样的人满大街都是。

精神恍惚的人

这种人经常在办公室的过道里看到陌生人。就算除了他之外别人都说没看到，他依然会固执地认为办公室里有不速之客。所有人都觉得很好笑，只有他自己是一副严肃认真的样子。幻觉，或者说看到并不存在的东西，是很常见的一种现象。甚至于有些研究的结果表明，我们当中有 80% 的人有过这样的经历。在多少有些疲惫的时候，或者光线不是很好的时候，就会有陌生人出现在眼前。我们会惊慌失措，搜遍家中、办公室里的每个角落，检查门锁等。可是根本就没有人。只有两种可能：要么就是我们身边真的有个人在晃荡，要么就是我们的大脑时不时出点儿小故障。哪种情况会更糟糕一些呢？产生幻觉的人通常会觉得问题很严重（认为这是一种不正常的现象）。明摆着没人，却偏偏看到了人，这绝对是不正常的。一般来说，大家都会认识到这一点，并尽量以理智的态度对待这一问题。认为这种现象不正常是再正常不过的事情了，当然了，前提是这种情况只是偶有发生！如果你们家的壁炉帮你解决了科学上的难题，还向你保证不会告诉别人，或者命令你把花园里的小假人埋到你所在区域所有环形广场的地下，甚至命令你多买一些剃须膏，以对付魔兽世界里的怪物，而你却觉得这些并没有什么不正常的，那可就真的有问题了！应该意识到问题的时候却偏偏没有反应，这就是精神病患者面临的最大问题。如果我们觉得自己在精神方面没有任何问题，对自己的幻觉和妄想也毫不在意，那就说明我们的问题已经相当严重了。

这就是精神分裂症患者最大的问题。精神分裂是精神病当中最为常见的一种，患者会产生妄想和幻觉，而患者自己却并不觉得有什么不对劲儿。这种病会对患者的家庭和工作都产生很大的影响。针对这种病症，有几种治疗方法。其中以使用安神药剂，也就是抗精神病药物最为常见。这类药物能够消除这种病的外部症状，但是有很大的副作用。好的方面是，有些患者可以重新开始正常的社会交往；不好的方面是，有时，药物的镇定作用过强，患者可能变得迟钝、麻木。更麻烦的是，药物中的化学制剂会引发帕金森综合征，造成患者在用药期间行动缓慢，失去做手势的能力，目光呆滞，走路时不摆臂，行进速度慢，吞咽困难，嘴干，大便干燥，小便吃力。所以，关键在于把握用药的计量，用药要恰到好处，要尽可能使患者的生活质量得到保证。有一点是令人欣欣鼓舞的：患者的病情会随着年龄的增长不断好转，患者的疯癫状态会得到控制，他们乱喊乱叫、乱发脾气的倾向会减弱，人也更听话了，平时受到的困扰也减少了。

问题在于，患者即使遇到问题也不会说。他们不会寻求他人的帮助，更不会主动要求服药。所以，关键在于说服患者接受治疗。

病秧子

　　冬季到来之后，这种人出门时会把抗感冒药、治流感的药、治胃病的药、咳嗽药等各种各样的药物统统塞进包里；而当春天到来时，他则会服用大量的抗组胺类药物；在其余的时间里，他会随身带上各种各样的药片，治肚子疼的、治头疼的、治腹泻的、治高血压的……每个我行我素的年轻贵族都有自己的一套用药哲学，每一种病痛都有与之相对应的神奇药方。为什么会有这么多的法国人把大把大把的胶囊、药丸和片剂塞到自己的嘴里？为什么会有这么多的法国人对药物如此迷信以致相信它们可以包治百病？盲目地服用药物很快就会变成一种信仰。其原因在于，人们似乎都想通过一种简单快捷的方式来解决平日里经常遇到的一些问题。这种想法多少有些天真，甚至可以说是幼稚，但关键问题是，这样做很危险。药物的副作用是法国人生病住院的主要原因之一，而且是老年人生病住院最主要的原因。

　　是便秘，是失眠，是胃酸反流还是感冒？先观察一段时间？改变生活习惯肯定是不可能的！吃几片儿药就没事儿了！要是有这么简单就好了……我们在孩童时代就已经开始相信这种摩登时代的神话了。膝部受了点儿小伤：抹点儿药膏或者红药水就行了。肚子有点儿疼：可以接受一下顺势疗法。肯定不会对身体有害处，因为你吃下去的其实就是糖。另外，顺势疗法不就是对药物的探索吗？也不是什么治疗的新理念啊！

我们在很小的时候就已经习惯于吸收来自体外的物质，因为这样做简便易行。平时这些个头疼脑热之类的小毛病靠人体自身的抵抗力就能解决，确切地说主要是靠人体的免疫系统。可是我们却只认可来自外部的解决方案。11岁时，我们为了治感冒就开始服用血管收缩剂（可能会引起心肌梗死和中风）；15岁时，我们就开始在考试期间服用苯并二氮䓬（殊不知它会使人产生依赖性，会增加车祸发生的概率，还可能使病情反复，并增加老年痴呆的发病率）；24岁时，我们就在失恋后服用抗抑郁药物（可能使人产生依赖性，并导致病情发生反复）。照这样下去，我们的年轻一代将会变成吃药上瘾的一代……

那么，是不是把药片全都扔了，改成吃草就对了呢？绝不是这个意思。医药治疗和植物治疗具有同样的特征和问题，不管药物中的化学成分是人工合成的还是从植物中萃取的，都有可能有毒副作用。烟草是植物，酒精是粮食或者水果发酵后生成的，可卡因源自一种灌木，石棉和箭毒一样，都来自大自然。如果说化学物质对人体有害的话，纯天然的东西也不见得好到哪去。大自然赐予了我们这个世界上最好的防御体系：一个能够自动复原（伤口自动愈合，骨折后重新长好），能够在感染（病毒、细菌）后自动痊愈的身体。人的身体有自动保持原样的功能。所有的生物都有自我调节的能力。这是大自然的奇迹。但是，我们大家都知道，有的时候，不管我们自己如何努力，也不能解决问题。于是就出现了医学、外科手术、药物。每种干预手段都有它的作用，也有它的坏处。研究医学这门科学要把握一个原则：在任何情况下都必须要权衡利弊。

药物和植物一样，都是医学对人类的馈赠。但是，它们的使用却是一个难以把握的问题，搞不好还会适得其反。

预测与预防

我们可否对疾病进行预测？或者，如果能预防的话，那就更好了。在没有发病的时候就或早或晚地预测到疾病的发生是完全有可能的，而且也还变得越来越容易了。当然，这种预测也有不准的时候，还有可能会错得一塌糊涂——其后果也是非常严重的。在老年医学这个领域，很早以前就对疾病作出诊断已经是越来越平常的事情了，即使患者还没有明显的症状，甚至根本就没有症状。而且，预测的结果也还是相当准确的，虽然不能说是分毫不差——我们毕竟不是神仙。在医学界许多其

174

他的领域，情况也是如此。于是乎，我们不禁要问：如果说医生或者科学家即使知道我们就要大难临头了，也无可奈何，也只能眼巴巴地看着预言中的灾难变成现实或者没有变成现实，那做这种预测又有什么意义呢？

这就要看具体情况了。首先，这要取决于当事人自己作何打算。有时候，为了做好工作的交接，为了控制住局面，当事人会提前采取行动，在自己还能处理问题的时候把自己的许多事情都安排妥当；或者，虽然我们不能直接解除病痛，但我们可以通过一些措施防止病情过早地恶化；另外，还可以通过一些治疗方案延缓甚至防止病情出现或者发展。尽早进行体检是非常有好处的，尤其是当已有的检测方法可靠、准确（很少有阴、阳颠倒的状况）、错误率小，而且已有的治疗方法也十分有效、可靠的时候。如果这些条件都能得到满足，那么，就有必要定期让患者去做体检。但事实上，这些条件很难同时得到满足。所以，医学界在这个问题上还很难达成一致的共识。

在我们对所有大大小小的健康问题进行一次全面的汇总之后，我们会在感到无比焦虑的同时产生无数的遐想。不难想象，如果健康检查做得非常彻底的话，那么，恐怕所有人都有可能发现自己并不健康，要么已经得病了，要么快要得病了，就算个别检测结果不是很准确也是如此。所以，现在做的大都不是全面的健康检查。做体检是为了尽早发现某些发病率很高的疾病，而且针对的也是某个特定的人群。之所以要做体检，是想要在表面上还十分健康的时候检查一下是否有病。我们去做检查，是为了尽早发现乳腺癌、宫颈癌、结肠癌以及众多儿科疾病等。一个 15 岁的小女孩不会去做前列腺方面的检查。一方面是因为她根本就没有前列腺，另一方面也是因为只有年长的人才会有这方面的问题。另外，也必须让大家都看到，尽早进行治疗是非常关键的，定期进行全面的体检是值得的，尽管检验结果中会有错误。由于一些偶然性的因素，有些健康人可能会被误诊为有病。

根据医药行业的统计数据，一般来说，这种情况发生的概率为 5%。也就是说，如果检测项目的数量达到 20 项的话，你肯定会发现其中一项检查的结果是不正常的，而实际上你根本没有健康问题。于是，你便多花了许多时间，多做了许多项检查，并最终证实，你根本没病。我们可以放眼未来：在星际旅行已经变成现实的那一天，我们在睡眠舱里醒来。那时的我们只需往一张多功能试纸上撒一泡尿，就能知道自己在下个月的第五天能得什么病。只不过，这一愿景明天实现不了，后天也够呛。

其实，这些都并不重要。因为，就算我们对疾病的预测越来越准确了，就算我们可以在病情还没发展的时候就对患者进行医治，解决问题的最佳方案依然还是预防！其实，大家在很早以前就已经明白这个道理了。只不过，这一忠告没有让大家有醍醐灌顶的感觉，也配不上诺贝尔医学奖这项殊荣。没有人听得进去。没意思，不吸引人，不玄妙，不神奇，不好听；没有遗传学方面的高深论述，没有和生物标记化合物有关的深奥论述，而且，和高清晰度医学成像技术也没有任何关系，没什么技术含量。档次太低，太普通，太不另类了。

那么请大家都听好了：预防疾病的秘诀就是不要总坐着，不要没完没了地抽烟、喝酒，不要胡吃海塞。我们在几十年前就明白这个道理。世界各国各色各样成千上万的科学研究都证明了这一点。可是……大家还是依然故我。这个秘诀本应是治疗现有的绝大多数慢性病的最佳方案，比吃药更有效，好处绝对大于弊端，不管对老人而言还是对小孩而言，不管对健康的人而言还是对患者而言。这种疗法如此有效，以至于连大病之后的"静养"和"养老院"的提法都遭到了很大的质疑。现在，大家都在讲"康复治疗"。比如：心肌梗死患者痊愈后马上就要起来活动。

人类的未来靠的就是这个，而不是仿真机器人——尽管这方面的研究前景很广阔，很引人注目。关键在于想办法让大家永远地戒除不良的生活习惯。如果我们把全国的医务工作者全都解雇，就会节省出大笔医疗经费（国内生产总值的 12%）。我们可以把这些钱用于对少年儿童的早期健康教育，用于对健康生活理念的宣传与推广。如果我们真的这样做的话，法国人的健康状况肯定要比现在的情况要好。不过，如果这一设想真的被付诸实施了，那么这本书的作者恐怕就要失业了，医药健康类节目的受欢迎程度也要大幅下降了。

晚上六点
在健身房

追忆往昔，我们曾是那么的年轻。在午后的下课铃响过之后，我们会和其他的小朋友们一同冲出教室，蹦蹦跳跳地穿过操场，来到画满方格的场地玩跳房子。我们从不停歇，从不会对运动感到厌倦。我们跳上自行车，一路飞驰，很快就回到了家。可就算在家里，正处于生长期的我们依然要不断地活动我们的腿脚。我们会再次跨上自己心爱的坐骑，双脚飞快地蹬起踏板，会用尽浑身的力气将足球踢向远处，会从公园里长满青草的斜坡上直冲下来……后来，有一天，我们和我们的那些小朋友们都长成了大人。疲惫不堪的我们坐了下来，而且发现这个姿势很舒服，比站起来时或者做运动时都要舒服许多。于是，我们的身体就选择了它最喜欢的动作：一屁股坐下来。我们先是坐到沙发上，然后坐进车里，随后坐到办公室的扶手椅上，接着又坐回到了沙发上。我们一天到晚，得坐且坐，就是不想站起来走动，除非行走这个动作能让我们在离开座位之后再在另外一个座位上坐下。后来，我们这些"非直立行走的人"身上又多出一样东西，屏幕。这个东西本来属于办公用品，可以协助我们完成各项工作任务。可后来，它竟来到了家里的客厅和卧室，为我们提供消遣、娱乐。再后来，它变得易于携带了，甚至可以被装进眼镜里，放进手表里。它的数量迅速增多，可以被做成各种尺寸、各种形状。它无处不在，无孔不入。孩子们的身体也受到了它的控制，许多人无论是在参加假面舞会的时候还是在和同伴们一起骑自行车时都离不开它。

　　根据世界卫生组织给出的定义，长期缺乏运动是指运动量被降到最低的限度，能量消耗与睡眠时的水平相当。就全球的情况来看，长期缺乏运动是对人的寿命影响最大的 10 个因素之一。要知道，其他的几项因素大都与我们没有关系。例如：小时候营养不良、滥交、酗酒、饮用水供应不足、卫生条件差等。长期缺乏运动会提高非传染性疾病的发病率。这些疾病包括心脑血管疾病、癌症和糖尿病等。根据法国卫生总署提供的数据，缺乏运动的人的死亡概率会比参加适量运动的人高出20%~30%。每天在坐姿上度过的时间超过 3 小时也会影响寿命，因此而死亡的人约占全部死亡人口的3.8%。况且，我们提到的还仅仅是死亡人数。许多人因此从几十年以前就已经开始活受罪了，我们还没把他们包括在内呢……怎么样，还不起来走走？

运动，不一定要出汗，不一定要忍受痛苦，不一定要腰酸背疼，不一定要付出多大的艰辛。要想感受到运动对身心健康的促进作用，根本无须具备参加国际越野跑的实力。所谓运动，是指"人体在骨骼上的肌肉收缩之后做出某种动作，导致体能消耗超过人在睡眠时的水平。我们在日常生活中做出的所有的动作都叫运动。包括我们在上班时做出的动作、走路时做出的动作、做家务时做出的动作，甚至包括在从事娱乐活动时做出的动作"。这是法国国家运动与运动问题研究所给出的详细定义。运动分为两种。一种是所谓的"中等强度的运动"。它对体能的消耗不是很大，会使呼吸频率和心跳次数略有增加；另一种叫作"剧烈运动"。它的强度很高，会使呼吸频率和心跳次数明显加快。世界卫生组织建议每个成人每周要做 5 次中等强度的运动，每次运动的时间长度为 30 分钟，或者每周做 3 次剧烈运动，每次运动的时间长度为 25~30 分钟。这是最低要求。骑自行车去一趟附近的咖啡店再骑回来，坐地铁回家的时候提前一站下车，和家人一起出去散散步，洗漱的时候跳几下舞，出行时多踩滑板车少开车，基本上就可以满足在运动量方面的要求了。可是，在 3 个成人当中只有 2 个人能够达到这样的标准：只有 62.8% 的成人从事对健康有益的运动，不爱活动的人大有人在！根据法国国家运动与运动问题研究所给出的数据，在 18~84 岁的成人当中，有 86% 的人每天坐着或者躺着的时间超过 3 小时——睡觉不算！在对出行方式的选择上，开车远比其他的出行方式受欢迎。65% 的路程都是驾车完成的，只有 22% 的路程是靠步行完成的，而骑自行车完成的路程只占 3%。这一数据依然还是来自法国国家运动与运动问题研究所。你可能会觉得不服气，因为你住的地方前不着村后不着店，只要一出门就得坐有轮子或者有发动机的交通工具。这个没问题。问题在于，平时需要完成的长度小于 2 千米的路程，尤其是从自己家到工作地点的这段路程，在 73% 的情况下都是驾车完成的……

只要你运动，不管运动量是多还是少，你都可以立即尝到甜头。法国卫生管理局指出，运动的好处非常的明显，以至于我们依靠低强度的活动，就可以收获中等强度运动的效果。该机构还出版了一本指南，旨在对体育运动的保健功能进行宣传，并就具体操作问题进行指导或者从医学的角度给出建议。运动的好处多得数不过来。列举其中的几个吧，希望能够让那个不愿运动的你改变想法：减小心脑血管疾病的发病率或发病后的死亡率。这里所说的心脑血管疾病包括冠状动脉病变和中风；降低乳腺癌、结肠癌、子宫内膜癌的发病率；提高认知能力（使人变聪明），改善睡眠；减小得老年痴呆、抑郁症和肥胖症的概率，减少老年人摔倒的危险。已经得病的人从事运动之后会使病情得到改善。如果你实在是无法坚持从事任何一项运动，哪怕你在周末的时候出去走上一走也可以延年益寿啊。

　　了解了这些情况的你，在晚上下班以后，放下了手中的纸和笔，关上了电脑，走出了电梯。当你来到停车的地方时，你会感到有那么一点点的惭愧。就在你系上安全带的时候，你发现有些人迈开了双腿，一步一步地走出了停车场，或者是来回踩着自行车的脚踏板骑出了停车场。此时，你愧疚的感觉又比刚才稍微强烈了那么一点点。你觉得自己浑身发软、有气无力、行动迟缓。你想起了迪士尼的那部名为《机器人总动员》的动画片的片头：全人类都受到了极度肥胖的困扰，已经完全失去了活动的能力，只能在太空当中悬浮着。这可不是科学幻想。

　　在真实生活当中也是如此：所有的安排都是为了让大家不再需要走一步路，都是为了让大家不再需要做任何动作——唯一需要大家做的，就是用拇指或食指拨弄一下智能手机的屏幕，为某人的帖子点个赞（进行社会交往）或者在亚马逊网站上下个订单（购物）。起了床就直奔车库，从车上下来又坐到办公椅上。后备箱里还放着电动自行车或者电动滑板车，以备不时之需：万一有些地方开不了车的话，自己会就置身于离目的地几百米之外的地方。这个距离实在是太远了……

　　汽车餐馆、网上购物、虚拟参观、视频通话，对我们威胁最大的敌人，就是懒惰。人只有在死亡的时候，才会真的一动不动。"那些认为自己太忙，抽不出时间做运动的人早晚会抽得出时间生病"。这句话说得非常有道理。不要再为自己找任何借口，不要再为自己开脱，锻炼真的对浑身上下都有好处，而且是大有好处。你的小屁股动得越欢快，你的心情就越舒畅，睡眠就越好，身体就越棒，寿命就越长，自理能力就越强，性生活就越美满，工作就越顺利……不要忘了，臀大肌是人身上最大的两块肌肉。它可以把我们亲爱的小屁股塑造成美臀，而包在臀大肌外面的脂肪却做不到这一点。

　　你顿时感到动力十足，并对自己说，从现在开始，你要多加运动。那就立即行动起来吧：不要再往家的方向走了，改道去健身房，你有会员卡，而且每年都续费，一月份的时候去过那么三四次，表示自己在年初已经痛下决心……后来就再也没去过（这运动一次也太贵了吧）。让脂肪燃烧起来，把筋骨舒展开。你身上的肌肉会疼得要命，这是肯定的。但你也会感到十分舒服。

肌肉

　　肌肉、骨头、肌腱和韧带一起构成了所谓的"精华部分"。与之相对的，是脂肪，包括皮下脂肪和脏器周围的脂肪。要想维持肌肉的活力，就要给它补充糖分。人体中的糖分都被以糖原的形式储存起来了，总储量满打满算为 500 克，很快就能被消耗光。但是，我们不可能在走路或跑步的同时吃饭或者补充能量，所以，我们的身体会把糖分分成小份儿，一点儿一点儿地输送给肌肉。如果需要用到爆发力，我们的身体则会提供更多的糖分。人体会为肝脏专门留出一定量的糖分（100 克），剩下的，就都送到大脑那儿去了。所以，摄入糖分是非常有必要的。但是，摄入糖分之后却不把糖分消耗掉，那就相当于是在储存脂肪。如果人体内储存的糖分都被消耗掉了，肌肉就会向脂肪索取营养。当体内的糖原出现匮乏时，大脑和肌肉就会去消耗由蛋白质转化而来的葡萄糖和由脂类生成的丙酮体。

　　如果人的肌肉过于发达，人的身体就会被撑起来。这就是健美运动的基本逻辑。有的人觉得健美运动员的身材好，有的人则不喜欢。萝卜白菜各有所爱。从生理学的角度来看，肌肉过于发达会影响肌肉的正常功能，因为肌肉的尺寸和工作效率之间需要保持一个科学的比例。从安全的角度来看，锻炼出一副举重运动员的体魄倒是并没有什么害处，但是锻炼的过程可能是危险的：过度训练会导致伤病的出现，兴奋剂的使用以及短期内的危害和长期的副作用，还有一些意外事故等。不过，肌肉不够发达对健康也有非常大的影响：老年人可能会得肌肉萎缩（说白了，就是肌肉太少了），导致站立不稳、丧失自理能力、过早死亡等；表现在年轻人的身上，就是运动量过小。而缺乏运动的人，就很容易受到心脑血管疾病、代谢类疾病（糖尿病、高血压等）、关节疼痛等问题的困扰。而在关节疼痛当中，发病率最高的就是腰背疼痛，因为人体这个部位的强度完全取决于肌肉的张紧力。

如果你的肱二头肌软塌塌的，腓肠肌晃晃荡荡的，腹部起伏不平，那是否就说明你的肌肉不够发达呢？不好说。我们可以通过几种不同的方法对你的肌肉发达程度进行测定，其中有一种叫抗阻测试法。这是一项十分简单的技术——但结果不见得十分准确——其基本做法是让一股低强度的电流通过你的身体，并以此来对你身体的构成进行测定，其中包括脂肪所占的比重等等。现在，好多商店里的称都有这种功能，测量的结果有的准，有的不准。

体重

　　注意：不要把脂肪过多和肌肉过少看成是一回事儿！体重本身不能说明问题，身体的实际构成才是关键。肌肉的主要成分是水和蛋白质。在体积相等的情况下，肌肉要比脂肪有分量。大家只要看一看那些在运动器械上挥汗如雨的人就明白了，那儿，旁边的健身房。左边的自行车模拟机上有一位女士，身材不高，1.6 米，体重 60 千克，曲线优美，被肌肉勾勒得凹凸有致，又被精简后的脂肪层修饰得丰润圆满。热爱运动，讲究饮食的她克托莱指数（体重除以身高所得数值的平方）达到了 23.4，体型已经相当标准了。她身上的肌肉与脂肪的比例对她的健康和个人形象都有利（不过，这个要看个人的审美了）。右边，也有一个身高为 1.6 米的女士，她什么运动都没做，体重最多也就是 45 千克，没什么脂肪，但也没有多少肌肉。她的克托莱指数只有 17.5，低于正常值。她一定是把健身房和附近那家快餐店的门脸儿给搞混了。可她明明去健身房啊！她的主要问题就是爱吃经过深加工的食品，爱吃火腿馅饼，爱喝汽水，总之是对垃圾食品情有独钟。她那柔弱的外形就是证明：几乎没有什么肌肉，看上去胖乎乎的，可实际上皮下脂肪又并不多，该做运动的时候跑到附近的快餐店消费去了。她身体的构成很不合理，肌肉相对于脂肪的比率很低。可以说，这位年轻的女士既是个瘦子，也是个胖子，还极有可能患上糖尿病。这可真是有点令人不可思议！如果她节食的话，她体内的脂肪当然会减少，可她体内的肌肉也会跟着减少。更想不到了吧！如果我们吃不饱，我们就会自我消耗，既会消耗脂肪，也会消耗肌肉。当这位年轻的女士恢复原来的生活习惯时，谁节食也不能节一辈子吧，她的体重就会迅速反弹。由于她的肌肉还会继续减少，她消耗的能量也会继续减少；可由于她的饭量恢复正常了，她的体重就会超过原来的水平。而这种体重的增加，完全是由肥胖导致的。对于这位女士来说，通过对肌肉的锻炼来增加体重应该是一个不错的选择。

我们每天消耗的能量可以将我们摄入体内的食物用掉。我们之所以不会一天天地胖起来，就是这个原因。这种能量的消耗取决于肌肉的数量，也取决于我们在用力，尤其是不用力时所消耗的体能，也就是我们所说的基本代谢。运动员在休息时的体能消耗要比普通人大。这有点儿不合理——或者，从另一个角度来看，这是对他们在体能方面的付出作出的合理补偿：他们在睡觉时都在燃烧脂肪。

做什么运动好？

有一种理由听起来非常合理："这种运动嘛，不行，不适合我。"因为它会使我脆弱的膝盖受到损伤；因为它对节奏感的要求太高，我没有那个天赋；因为这是一项集体运动，而我不太善于社交；因为这项运动只适合年轻人或者老人，而我并不觉得自己还那么年轻或者有那么老；因为这是一项户外运动，而我的户外活动能力不强……抛开这些个人的立场和托辞不谈，并不是在任何条件下从事任何一种运动都对健康有利，对于年轻人而言尤其如此。有些运动的危险性是显而易见的，比方说，悬崖跳伞、摩托车越野、山地自行车、公路自行车、滑雪、潜水等运动容易引发安全事故；再比方说，在拳击、橄榄球等运动中，冲撞是合理的行为，但却会使大脑或脊柱不断受到冲击；还有一些运动会造成人体的震荡，也是要尽量避免的，比方说卡丁车、摩托车等等；人在舞蹈或者做体操时，做出的动作幅度比较大，会使身体承受比较大的应力，如果运动量过大，也会使身体受到伤害。

从事体育运动还需要面对另外一个问题：对药品的使用。并不是只有职业运动员才会使用药物，业余爱好者们也有这方面的需要。有些药品有止疼作用，但同时也会影响伤口的愈合

（消炎药）；有些药品可以让状态不佳的我们兴奋起来，但同时也容易造成骨质疏松、糖尿病、精神失常等问题（肾上腺皮质激素；可卡因、伪麻黄碱等能够提神但也会引起中风或者心脏病；鸦片衍生的镇痛药物，曲马多；类固醇等）。有些运动员会随身携带各种各样的通过非正规渠道获取的药物。令人意想不到的是，我们会一而再再而三地碰到这种不正常的情况。甚至某些纯属自娱自乐，并不参加什么重大比赛的体育爱好者，也会有这种行为。就这个问题而言，一个喜爱运动的人所能受到的最大威胁往往来自于他自己。

在做运动的时候，需要注意以下几个基本问题。

——生病的时候就不要运动了。

——如果每次做完运动之后，身上同一个部位都会有痛感，那么就要考虑调整自己的动作，以避免再次造成疼痛。

——如果你在不运动的时候也感到一阵阵的疼痛，甚至在夜里睡觉时也是如此，那就说明你已经有了病症：这种疼痛是由于肌腱等部位发炎引起的。在这种情况下，就不能再继续运动了。

——在运动前和运动后都要多喝水，而且要好好吃饭。

腹肌

在这个世界上的任何一家健身房里，那八块凸起都会招来羡慕的眼神。我说的那八块凸起不是自动售货机里卖的巧克力，而是跑步机旁边那位壮士的腹肌。在医学上，我们管它叫"腹直肌"。是不是特别没创意？腹直肌很宽，分两行排列。

每排腹直肌都被一种类似肌腱的纤维组织分隔成几段，同时，又在竖直方向上被一条类似于肌腱的白色连接线连在了一起。肚脐眼就在这条线上。瘦人的腹直肌很明显，体型较胖的人腹直肌会被皮下脂肪掩盖起来。这并不意味着身材苗条的人腹肌就一定发达，只不过，他们的腹肌更明显而已。

想要拥有傲人的妙卡巧克力块，就要老老实实地做一件事情：减掉皮下脂肪。怎么减呢？呃……反正做仰卧起坐是不管用！这个练习无法消耗腹部的脂肪，因为它消耗的是全身的脂肪，连腿部和臀部的脂肪都包括在内。肌肉和皮下脂肪不是直接连在一起的，从解剖学的角度来看，它们是分开的。二者之间的连接是通过人体的血液循环实现的。要是能够在改善饮食或者加强锻炼或者两者兼顾的基础上养成较为健康的生活习惯的话，倒是可以减掉全身的，包括腹部的皮下脂肪。如此说来，只要跑跑步就可以让腹肌的线条变得明朗起来。做仰卧起坐当然可以让腹肌变得更发达。但是，如果你皮肤里面的那层脂肪太厚了，别人还是看不见。

排汗

排汗对我们来说是一件生死攸关的事情。我们是热血动物，因此，我们必须要散热。我们的身体在消耗能量的时候会释放出热量，而我们在活动的时候，也就是做运动的时候，释放出的热量还会增加。这些热量当中的一部分可以被我们用来取暖。

可问题在于，我们往往不需要取暖，因为外界的温度已经够高了。如果一辆车的冷却循环系统出了故障，那它的发动机也会跟着出问题。同样道理，如果人的冷却系统除了问题，那人也要完蛋。因此，人体必须要想尽办法让自己冷却下来。因此，我们在大多数时候都是在经受高温的考验。降温的渠道主有以下几个。

——热辐射。我们无时不刻不在进行红外辐射，也就是热辐射。这就是为什么当有人经过时，红外线显示仪会有反应。我们本希望自己能够散发出智慧的光芒或者洋溢出幸福的喜悦。可事实上，我们散播的只不过是不完全燃烧后剩余的残留。实在是惭愧……

——热传导与对流。我们可以光着身子躺在造冰机上，把脑袋伸进冰箱里，或者还有更绝的，往后背上浇凉啤酒。实际操作起来有难度，也不太容易让人接受，而且，效果也一般。

——排汗。为将多余的热量释放出去，并使体温一直保持在 37℃ 的水平，人体会利用这些多余的热量将血浆（血液中去掉红血球等来回移动的成分之后剩下的部分）中以液态形式存在的水蒸发出去。水由液体变成气体时会吸收能量，为我们降温；而当它由气态转为液态时，又会将能量再释放出去。这个通过蒸发作用将体内的热量和水分释放出去的过程，就是排汗。所以，排汗是个很隐蔽的过程。虽然我们整天都在排汗，但是却没有人看到汗珠。如果我们的背部、胡子上、腋窝里出现了汗液，那就说明排汗过程进行的不够顺利。只有在空气湿度没有达到饱和程度的时候，也就是说空气湿度小于百分之百的时候，我们才能顺利地排汗。在天气特别潮湿的时候，我们的身上会有斗大的汗珠冒出，而且很快就会汗流浃背。这是因为空气中水的含量已经达到了饱和的程度，我们身上的水分已经无法再排进空气里了。

所以，我们大家要养成把汗晾干的习惯。出汗既不能说明身体好，也不能说明身体不好，它只能说明我们的新陈代谢加速了。人在出汗时并不一定冒汗珠，所以排汗现象本身并不能反映运动的效果。如果心跳加速了，那才说明你所从事的运动产生了效果。

一般来说，汗珠是没有气味的。可为什么有时候，就拿今天早上来说吧，我们身上的气味不太好闻呢？这是因为我们的汗腺在分泌我们所熟知的汗液的同时，偶尔也会分泌出一些诸如脂类和蛋白质之类的有机物。我们的精神状态会对这种分泌产生影响，但能够对有机物进行分解的细菌才是影响这一分泌过程的最主要的因素。大家可以做一个实验：你穿上干净的衣服出去跑一圈之后，身上几乎没什么味儿，可如果你穿的是脏衣服，细菌们就会趁虚而入，那结果可就不一样了！如果你下午参加的会议气氛很紧张，火药味很浓，而你吃晚饭的时候又没换衣服，那你身上的气味就有可能特别难闻。你想让自己臭不可闻吗，我告诉你一个秘诀：承受巨大的精神压力，让大汗腺受到刺激；同时，也通过体温的变化让小汗腺受到刺激；最后，再让细菌们好好地享用一下汗液里的分泌物！

这些腺体的活动是由温控中心，也就是下丘脑控制的。下丘脑位于大脑的中央地带，它基本上什么都要过问，温度、健康状况、情绪……什么都逃不过它的手掌心，而且，众所周知，它在管理方面不仅可以做到面面俱到，而且可以做到准确无误。

它可以让身体在产生热量的同时，通过皮肤里的血管散发热量。如果体温超出限定值，自主神经系统就会发出指令，就会有激素奉命进入血液。

自然界的一切都有它的造化，化学更有它的神奇之处。如此，人类便可以同不良气味说拜拜了。

——香水可以掩盖不良气味（但不能消除）。一种难闻的气味加上一种并不是很难闻的气味并不等于是一种很好闻的气味。一般情况下，这种气味闻起来像是一种被不太香的气味掩盖了一番的臭气。这个办法适合在特殊情况下救急。

——抗生素可以消灭细菌。细菌没了，细菌在进食的时候产生的气味自然就没了。其实，说白了，就是把人体当中的微生物消灭掉。可没了细菌，我们人也完蛋了，至少，我们的健康会受到影响。其实，我们身上所有的细菌加起来相当于一个完全意义上的器官。也许有一天，这种说法会得到认可。空出来的位置很快会被其他的细菌所占据。而这些细菌，对人类合成的化学药剂有更强的抵抗能力，因此，它们可能会让我们变得更难闻。我们不可能让自己的腋窝变成无菌地带，所以，我们也尽可能不要让它成为新一代细菌的繁殖基地。因此，不可轻易使用抗生素，更不能长期使用。

——除臭剂会阻止身体排汗。不排汗，就不会产生有机化合物，细菌们就得忍饥挨饿。排汗是一项非常重要的生理活动，对它进行遏制这种做法本身就有问题。除此之外，有些除臭剂当中含有铝盐等有害物质，这些有害物质可能会有毒副作用，而致癌风险便是其中之一。手机软件的出现为使用者提供了很大的便利。大家只需扫描一下产品的外包装，就可以知道哪些除臭剂里含有有害物质。

疼痛

运动完了之后，身上可能会疼。对于这一点，我们大家都清楚。当时不见得有感觉，往往是第二天才尝到苦头。

有一些运动不会造成这种疼痛，例如，游泳和骑自行车。游泳和骑自行车的动作都很连贯、轻巧。所谓连贯，是指不会受到冲击或者遇到阻力；所谓轻巧，是指肌肉可以正常收缩，不会在外力的作用下受到拉拽，更不需要与这种外力进行抗衡。而当我们在下坡路上跑步，或者在起跳之后双脚落地时，大腿上部的肌肉却需要经历这样的考验。在脚触地那一刹那，会有一股力量强迫你屈膝。这时，这块肌肉，也就是股四头肌，需要与这股力量进行抗衡，以减小身体受到的冲击。这时的肌肉收缩就是"不自然"的，会对肌肉纤维造成细微的创伤，其结果就是大家都熟悉的那种酸疼的感觉。而且，有一种观点认为，大家之所以事后才会感到疼，原因就在于此。这样一来，乳酸（当肺部提供的氧气不充足的时候，肌肉就会进行无氧呼吸，并产生乳酸）就应该可以洗脱自己的罪名了。我知道你想说什么：你感觉是在玩儿妙探追凶，是吧？是厨房里手拿烛台的罗杰要伤害我吗？反正，不管疼痛的原因是什么，肯定有办法减轻由于运动而造成的疼痛。

如何缓解疼痛呢？按摩、泡冷水澡？也未尝不可。可能会让你感觉舒服点儿，但也不一定。不过，下列做法肯定是错误的，也是大家应当避免的。第一，不懂得循序渐进；第二，不补充水分。如果我们在做运动时不补充足够的水分，或者只喝普通的不含有矿物质的水，那么，不管我们从事什么样的运动，我们都会更容易疲劳，而且，我们的疼痛也会加剧。补充肌肉所需的糖分（糖原）也很重要。所以，运动的时候是要讲究科学的。如果是在运动之后感到疲劳，那是完全正常的，而且对人也是有好处的。这种疲劳可以让你对上床睡觉产生兴趣，可以让你在不知不觉之中进入梦乡。不过，如果在很晚的时候做运动，反倒会让一些人兴奋起来，造成失眠。

如果听到咔咔的响声，有撕裂的感觉或者感到有剧烈的疼痛，那可绝对不是什么好事儿。这个时候，就肯定不是肌肉纤维的细微损伤了，而是有肌束发生了断裂。这可了不得。万一发生了这种情况，就必须要立即停下来，并就地坐下。对，必须要这样，而且，还要用冰块敷住受伤部位，将身体相应位置垫高，甚至还需要找推拿医生，但最主要的，还是休息：你在很长一段时间内都不能再做运动了。在得到你敬爱的医生大人的批准之前，你只能老老实实地待着。不过，这对你上班倒是没什么影响——你想得倒美……总之，你需要明白这样一个道理，有的时候，偃旗息鼓是为了更好地战斗。

晚上八点
到家了

疲惫不堪的你已经什么都干不了了。只想瘫在一张长凳上，然后就赖在那里不走了。你眼睛也睁不开了，眼皮也抬不起来了。你张开大嘴，大声打了一个哈欠。然后，又打了第二个。接着，又打了第三个。在外边儿忙了一天的你回家之后已是困到了极点。你把精力都耗费在了工作上、食堂里、来回的路上和健身房里。白天时你的体力和脑力是那么的充沛，精神是那么的专注，可就在一瞬间，你精疲力竭。哪怕你的屁股只是沾到了沙发的一点点儿边儿，你都肯定不会再站起来了。你使出体内仅存的那点儿力气，到客厅的柜子里找出一只杯子，随后，又到厨房的冰箱、壁橱里翻腾了一阵。最后，你倒上一杯啤酒，打开一袋开心果，松了一口气。开喝！

饮酒

黄色的冒着气泡的液体要倒进啤酒杯，红葡萄酒要倒进球形的玻璃高脚杯，威士忌或者朗姆酒每次只倒一点点。它们的名字、口味、原料都不尽相同。但是，在所有这些饮料当中，我们都可以找到同一种东西：酒精。任何一种含糖的物质在发酵之后都可以变成酒精。小麦、土豆、玉米、葡萄、李子、梨……任何一种谷物、任何一种淀粉、任何一种水果或者蔬菜都可以用来酿酒。至于发酵的过程，和我们腋窝里发生的一切有异曲同工之妙：在湿热的环境中，一些肉眼看不见的小东西会将能消化的东西全都吃掉，并就地进行排泄，搞得臭气熏天。酿酒就是这样一个过程：我们准备好了糖之后，便开始对其进行加热，并让细菌，也就是酵母菌对其进行相应的处理。如果原料当中本不含有酵母菌，我们还可以人为加入。在做面包和做酸奶的时候，我们就会在原料中加入酵母菌。酵母菌十分豪爽，做事讲究互惠互利，它会索取糖分，但也会奉献出二氧化碳和酒精。利用这个原理，我们就可以用葡萄酿制葡萄酒，用谷物酿制啤酒，用苹果酿制苹果酒……

如果我们觉得葡萄酒对大脑的伤害不够大，想要酿出度数更高的酒，就得增加一道工序：蒸馏提纯。也就是说，对液体进行加热，将水分蒸发掉，最后只保留酒精。因为水和酒精的沸点是不一样的。有条件的人可以使用蒸馏釜。这种设备可以有效地将水和酒精分离。用它可以生产出 40 度、50 度甚至是 60 度的烧酒（这就看你的需要了……）而不是 5 度、10 度、15 度的低度酒。蒸馏出来的酒一般是半透明的，可以放进木制的酒桶里窖藏。经过窖藏之后，酒在口味和颜色方面都会发生改变。以上就是酒的酿制过程。

现在，我们来看一下酒有什么样的作用。首先，它可以补充能量。酒可以像糖和脂肪一样为人提供热量，因此也能让人发福。但更重要的一点在于，它能够对人的精神产生影响，能够改变一个人的情绪。它有时能让一个人的心情变得更好，但往往会使一个人的心情变得更加糟糕。偶尔喝一点儿酒，可以缓解精神压力，消除紧张和焦虑。但是，如果养成了习惯而且总是贪杯，就容易产生紧张、焦虑的情绪；偶尔喝一点儿酒有助于睡眠，但是，久而久之，就会引起失眠。酒，也是一种毒品——那些极力为葡萄酒产业说好话的朋友们，那些爱喝酒的朋友们，还有其他的爱酒人士们，你们先别发火！按照科学界权威的毒品分类标准，酒不仅是毒品，而且还和烟草一样，都会使人产生依赖性，和海洛因等毒品属于同一个类别。而且，从理论上来说，从危险程度上来看，它和大麻处在同一个水平线上——而且，也和大麻一样，分明解决不了人世间的全部问题，却也被有些人说成是化解人类所有痛苦的良药。

在对药物进行分类时也是这样，要把科学观点和社会观点分开。公众、媒体、政界对毒品的分类和科学界对毒品的分类并不完全一致。说得委婉点儿，想要解释清楚某些根深蒂固的传统理念对某些人或者某些群体究竟造成了什么样的影响，是一件很难的事情，而且，非常不幸的是，法兰西民族还是这个世界上最贪杯的民族之一。耸人听闻是没有意义的，但也绝对不能否认，要想减小酒精对社会造成的危害，要想让大家对酒精有正确的认识，必须要全社会各界一起努力才行。

酒精会进入我们身体里的各个组织。这就是为什么一个30 千克的小个子喝完一杯酒之后的反应和一个 150 千克的大胖子喝完一杯酒之后的反应是绝对不一样的。首先，他们俩血液中的酒精浓度就不一样。其次，大家肝脏解毒的功能有强有弱，有的人甚至能和别人差一半儿。最后，就算血液中的酒精浓度都一样，大脑受到的影响也不见得一样。在酒精面前，人与人之间是不平等的。酒精尤其会集中到气泡的周围，而气泡周围血液循环的速度是很快的，并且还不会间断。所以，要想知道喝酒的人血液中的酒精浓度，最简单的方法就是看他呼出的空气中有多少酒精，而不是验血。给大家一个小小的提示：不要以为蓝色的小药片和薄荷糖能帮你通过酒精测试。吃胡萝卜如何影响视力，喝汤如何影响长大后的身高，它们就会如何影响酒精浓度。要想通过检测，只有一个办法：屏住呼吸，祈求哪位神仙替你往气球里吹一口仙气。或者，不喝酒也行。

有没有对人体有益的酒，或者害处小一点儿的酒？喝红葡萄酒比喝纯的伏特加要好吗？我说得明白点儿：许多人觉得杯中的美酒是无可替代的，正如有许多人愿意相信酒比其他任何一种饮料都有益于健康。可惜的是，这些人都上当了。这些观点是站不住脚的。不过，有一点倒是真的，酒的质量是参差不齐的。如果说所有的酒都会导致肝硬化，都会致癌的话，有些酒可能会在你还没得上这些病时就先让你失明，变傻。只有真正会用蒸馏釜的人，才能在蒸馏提纯的过程中将一些比乙醇（酒精的学名）更有毒的化合物去除掉。当你的邻居请你品尝他以土豆为原料在自家酒窖里酿制的白酒时，你最好先考虑考虑。

乱七八糟的事情

什么，你有小孩儿？怎么不早说。那我可就得把内容改一下了，搞不好还得写一本《人体的第二个工作时段》，就从你回到家那一刻开始写，一直写到晚上 11 点。在这个工作时段，你得把粘在桌子上的意大利面和碎纸片都收拾干净，还会因为踩到摩比世界里的卡车而仰面朝天地摔倒在客厅的地上（车里有芭比的男友、一条乐高玩具蛇和一条紫色的小美人鱼）。每天晚上，或者说差不多每天晚上都是如此。在这个时段结束的那一刻，你会顿时觉得你最想要做的一件事情，就是闭上眼睛静养 5 分钟，然后去洗漱。其他的事情全都可以先放一放……有些人在结束了一天的工作之后可以放松下来，悠然自得地一边看电视，一边喝汽水，喝啤酒，吃薯片；可有些人，在单位里装完孙子以后回家还要扮演父母。读者们可以根据自己的情况对号入座。想好晚上吃什么，买好菜，下厨房，接孩子，给他们洗澡、喂饭，哄他们睡觉，洗衣服，又发现一堆要洗的衣服，却发现上次去超市的时候忘了买洗衣粉。这就是人类下班后生活的一个缩影。这些家务活有一个名字，在几年以前就已经广为人知，叫"乱七八糟的事情"。这个颇有西方白人男权主义色彩的新概念到底指的是什么呢？乱七八糟的事情嘛，指的就是各种简单的、不起眼的，却又把人累的死去活来的，居家过日子每天都要面对的小事：打扫房间、洗衣服、洗碗、买东西、做饭、教育子女、打扫狗舍或猫舍、收拾东西等。的确，从目前的情况来看，真正的男女平等离我们还很遥远，而由于男人的确比女人挣得多，男人的事业又往往比女人的事业更重要，所以，乱七八糟的事情往往是女人的事情。应该会有那么一天，男人和女人一样，都要为乱七八糟的事情操心。不过，在日常生活当中，我们还要面对另外一种残酷的现实，它对我们的影响更加直接，而且不重男轻女，对全人类都一视同仁。它，就是化学污染。

室内污染

在吸了一整天的雾霾，灌了一肚子的脏东西之后，你回到了家，这个看上去很干净的地方，一个空气清新、没有尾气的世界。家里的空气中可能充满了电流，但是，绝受不到化学物质、有毒物质的污染。外边的空气可就不一样了。在家里，每个人都可以随意地、大口大口地吸气、呼气，不用担心得哮喘，不用担心得心脑血管疾病，不用担心猝死。可惜啊，这样的地方，根本不存在。即使存在，也不是自己的家。说来大家可能不信，家里的空气也很浑浊，甚至，比室外的空气更龌龊。就算你玩命地擦洗，玩命地打扫，玩命地消毒，用上所有的净化设备，在每个房间里都喷上香水也无济于事——而且，还会使污染变得更严重。所有的洗涤用品、化学清洁剂、空气清新剂、蜡烛、香、空气净化设备都会使本来就已经遭到污染的室内空气变得更加浑浊。不要把医学意义上的最基本的卫生（不要在厨房里拉屎撒尿，不要让老鼠和蟑螂把你家当成繁殖基地）和广告里宣传的一尘不染（为追求光亮如镜的效果，让自己的家园接受化学制剂的洗礼）混为一谈。这种所谓的干净反而有可能对人的健康造成损害。

这些化学污染物会对肺部造成一定的刺激，对孩子、孕妇、老人等抵抗力较弱的人群尤其有害。要想让室内空气保持洁净，建议做到以下几点。

——每次扫除的时候，还有扫除完之后，都要给房间通风，以使被清扫过的房间内的空气保持清新。

——用水冲刷被清洁过的物体表面。

——不要用带香味的清洁剂。

——避免同时使用多种清洁剂。

——根据实际需要把握清洁剂的用量。

——在打扫房间时其他人尽量不要待在房间里，敏感人群尤其要回避。

——能不用化学清洁剂尽量不用化学清洁剂：蒸汽、微纤维抹布、湿抹布等。

环境激素

有些产品明摆着是有毒的，包装上甚至有相关标注。但有的时候，我们并不了解产品的毒性，甚至连这种产品是个什么样都不知道，或者虽然每天都会用到某种产品，却不知道它们一直都在危害我们的健康。突然有一天，我们了解到了真相，或是因为一桩丑闻引起了轰动，或是因为媒体进行了报道，或是因为自己读到了某篇文章。于是，一个本来已得到认可的产品转眼间就变成了洪水猛兽。最近这几年，婴儿用的奶瓶、卫生棉条、卫生巾、购物小票、塑料外包装等产品都因为环境激素含量过高而遭到质疑。它们不是最近才闯入我们的生活的。多年以来，它们一直说来就来说走就走，如若无人之境，竟丝毫没有引起我们的警惕。

要想知道什么是环境激素以及它们的危害性都有哪些，首先要知道什么是激素。激素是由某些器官的细胞分泌出的物质，通过这种物质，这些器官可以对其他器官进行远程控制。例如，胰岛素是由胰腺分泌的一种激素。在进入血液之后，这种激素会促使其他器官的细胞吸收血液中的葡萄糖（糖分）并对其进行利用。糖尿病患者之所以血糖高，是因为他们体内的细胞无法正常吸收血液中的糖分。再举个例子：雌性激素是由卵巢分泌的一种激素。进入血液之后，它会促进胸部等体征的发育，即而所谓的女性第二性征的形成。再比如，脑垂体这个位于大脑下方的腺体可以分泌生长激素；而肾上腺，这两个位于肾脏上方，外形酷似前进帽的腺体能够分泌出肾上腺皮质激素。肾上腺素的作用相当于治疗风湿时经常使用的皮质酮，一种类固醇类消炎药。分泌激素当然是一件好事。但是，如果没有相应的细胞通过一定的接收渠道对其进行接收也是白费力气。受激素影响的细胞是通过细胞壁对雌性激素、甲状腺激素、胰岛素等进行接收的。分泌激素的器官的细胞被称为"内分泌细胞"，大家发现联系了吗？内分泌学是医学研究的一个专门的领域，其主要内容就是激素与受激素影响的腺体，因此，从某种程度上来说，它与糖尿病学的研究是息息相关的。如果激素在与之相对应的细胞进行联络时受到了哪怕是一丁点儿的干扰，那么人的内分泌就会受到影响。环境激素是一种化学物质，主要存在于塑料等碳氢化合物（石油）的衍生物当中。它能够对激素进行效仿，或者对激素传递的信息进行干扰，致使激素和与之相对应的细胞之间的正常联络受到影响，严重扰乱了一个精密系统的运行。环境激素所导致的健康问题可能是多种多样的。

环境激素作为一种威胁并不是今天才出现的。但是，人们对这一问题的关注，却是最近的事情。当然，关注是应该的。人类对于环境激素的认识始于 20 世纪 80 年代的一个偶然的发现。当时，一个科研小组正在对乳腺癌的癌细胞进行研究。当时有人认为，这种癌细胞是在雌性激素的刺激作用下生成的。医生们想知道雌性激素是如何促进癌细胞的繁殖的。有一天，研究人员们发现，他们几乎没有加入激素，可细胞的繁殖速度却在加快。这是怎么回事儿呢？这怎么可能呢？科研小组的成员们将实验室彻底清理了一番，更换了设备，又洗了一遍头，刷了一遍牙，以免将细菌带进实验室。没用！这些做法未收到任何成效。于是，他们便开始对实验过程进行反思，并最终发现他们使用的一个塑料容器的构成成分发生了变化。他们对生产试管的企业进行了询问，但由于企业的生产技术对外保密，他们并未能得到答复（对，没错，你癌细胞怎么繁殖我不管，我企业每年的效益可不能受影响）。尽管如此，研究员们还是找到了答案：塑料制品当中的一个新的构成成分能够对雌性激素的接收造成干扰。这个成分就是所谓的环境激素。这时，大家开始害怕了。多少矿泉水的瓶子都是塑料的，多少大人、孩子都使用塑料容器，多少件玩具都被孩子用嘴啃过，多少化妆、洗漱产品都是我们在日常生活中经常接触的？还是别数了，再数人就彻底疯了。法国人非常谨慎，并且非常重视政府的干预，因此对这一问题十分重视，不仅采取了多项严格的措施，还对一些产品进行了抵制。美国的情况则有所不同，在这个崇尚个人自由，宣扬主人翁责任感的国度，政府的态度主要还是"大家自己管好自己"。也就是说，如果你不想成为受害者，那你就不要选用含有环境激素的产品，也就是说，什么都不要碰，什么都不要做，自己找个远离俗世的真空地带老老实实地待着就行了（那位说了，那哪行啊，总得繁衍后代吧，至少也得有一个啊！）。这怎么可能呢！那么，既然该用的东西还得用，那么只要产品里含有环境激素，厂家就应当在产品标签上清楚地注明，而且，在这个问题上，有关部门还要进行有效的管控，企业还要绝对讲究诚信，全力配合。可是，就在最近，出现了婴儿奶粉被沙门氏菌污染的问题。乳制品企业的所作所为，尤其它们在政府卫生检验部门出面调查时不积极配合的事实让我们清醒地看到，想让企业合作是很难的事情，要走的路还很长。反正，有一点是肯定的，受害者一定是那些买东西时不懂得辨别的人，那些除了买低价产品之外别无选择的穷人。

谨慎原则

在环保问题上，适用谨慎原则。有人认为这是在阻碍社会的发展和人类的进步。其实，这只是把医疗卫生工作的最高原则又重申了一遍，这个原则就是：安全第一。以最新研制的治疗糖尿病的药物为例（在今天看来这种药也不算"新"了）。在实验阶段发现，这种药物很有可能会引发胰腺癌，而第一阶段的临床实验证明它并不能降低患者的死亡率。可就有一点，它确实能让血糖降下来，而这也的确是它的基本功用所在。只不过，如果人早早地就去了，这又有什么意义呢？所以，有两个选择。

一是不遵循谨慎原则。我们就要看看患者是否会因胰腺癌而死去。真是这种情况再想办法。

二是遵循谨慎原则。这种药八成不会给这个世界带来什么翻天覆地的变化，况且，在同类药物当中，还有更有效、更安全的。那么，还是以患者的生命安全为重吧。

这是一个真实的例子，事件中涉及的药物是格列酮。这对企业来说是一个教训，但生活中类似的情况不胜枚举。此类事件应当得到人们的关注——只可惜，大家关注的还不够，因为教训还不够惨痛。从这件事我们也可以看出，有的时候，在各种条条框框的束缚下，想要创新是很难的。有时候，媒体会对医药健康方面的问题进行铺天盖地的报道，制造轰动效应。这种制造爆炸性新闻的做法或许会有些可笑。但是，我们对此表示欢迎，因为在很多时候，有些问题虽然已经在科学家那里得到了证实，却被有些利益集团掩盖了下来，毕竟胳膊拧不过大腿。一个小小的政府研究机构，或者区区几个研究人员，在庞大的跨国集团面前往往显得有些势单力薄。因为议会里有它们安插的游说专家、医学界的名人或者有社会影响力的人要么已受到它们的左右，要么手里有它们的股票。

我们可以回顾一下最近发生的这些事件：石棉、马提尼克岛的十氯酮问题、烟草、草甘膦、己烯雌酚、异构体、脱碱，还有中介体。

这些问题貌似横空出世，其实早在多年以前就已经存在，但是，对这些丑闻进行调查的人没有一个有好下场的，他们的后来人也不会比他们更走运。

没了就没了

人体十分的神奇。当看到终结者在被火力极强的武器打成蜂窝煤之后还能复原时，人们无不感到神奇。殊不知，我们的身体天天都在创造这样的奇迹。皮肤上有破损了，它会给补上；肝脏被酒精破坏了，它能修复（在它能力所及的范围内）；骨头断了，它能给接好；细菌或者癌细胞破坏安定时，它负责剿灭。人体十分的神奇。可这对我们来说，这再平常不过了，几乎都不值一提：用得着吗？本来坐船就可以过河，非得来个水上行走，在众人面前出风头。问题在于，万事都有不完美之处。

首先，这种再生能力是有极限的。从来还没见过胳膊没了还能再长出来的；如果肝脏在红葡萄酒里泡的时间太长了，它就会发生硬化，目的是对自己进行保护。更加令人失望的是，人体有些部位是根本不具备再生能力的。牙破碎了是不会复原的，神经元和软骨也是一样。没了就没了。至于乳牙，如果没有牙医的干预和矫形器的帮助，则很难保证它们的健康成长。人得了中风以后，神经元会受损，而受损的神经元是无法修复的。只能通过康复治疗让大脑的其他区域勉为其难地接受损区域的工作。但这需要时间，而且没那么容易。因为其他的这些区域本来就很忙，日理万机。如果膝关节软组织受损、发炎、引发疼痛，只能通过锻炼使其变得更加强壮，使其能够支撑人体的重量。不过，有的时候，可以用人工合成的假体代替受磨损的部分，这个，大家早就知道。不过，还是有必要跟大家啰嗦两句：游戏开始之后，一个人的生命值只会少，不会多。建议大家在有生之年还是省着点儿用为好。并不是说脑袋不灵光了人就不能活了，有些人没脑子活得也挺乐呵，但是人活着还是长点儿脑子为好。

晚上十一点
上床了

再坚持坚持。这一天的结尾部分有点儿长。你又鼓足最后一点点勇气，使出仅存的一点点力气，向自己的床走去。你只想做一件事情：睡个够。你平躺下来，头扎在枕头堆里，身子钻进床单和被之间的空隙里，姿势活像个在礁石上休憩的海狮。床，就是为人的睡眠服务的。这是常识。在经历了那么多的折磨、考验之后，你非常需要它。原因很简单，你已精疲力竭。

睡眠

　　睡觉有什么用？为什么人会疲惫？睡眠，和所有其他和大脑有关的活动一样，依然是个不解之谜。虽然科学家们在这领域进行了大量的研究，而且研究的课题还很复杂、深奥，但是，我们对这个占去人生 1/3 时间的活动依然知之甚少。所有的生物都需要睡眠，但是，他们睡眠的方式、方法不尽相同。有的在一天 24 小时之内只睡 1~2 小时，有的却要睡 20 小时；有的只让大脑的一部分区域进入睡眠状态，有的会完全睡着，有的则只是休息一下而已；睡眠可以是持续的，也可以是断断续续的；有的生物睡眠时一动不动，有的生物在睡眠时会活动。法国人平均每 24 小时的睡眠时间只有 6 小时 42 分钟，而且，这个时间长度还有缩短的趋势。呃，的确，女士们、先生们，在一战前那段太平的日子里，人们早上是起得很早。可是那个时候，晚上 9 点一过，几乎所有的人全都睡下了（灯也关了、想看电视也没有），这一点你们也得承认吧。还想反驳我！睡眠当然可以让肌肉得到休息，可睡眠的作用远不止于此。睡觉主要是为了让大脑得到休息。所以，对睡眠时间起决定作用的，并不是在体力上的付出——当然，体力劳动的强度和时间长度都会对睡眠产生影响。总处于学习状态的大脑需要休息。睡眠对记忆能力和学习能力都有很大的影响。大家可能会觉得很气愤，或则感到很不公平，可事实就是这样：正如运动员在睡觉时都可以燃烧脂肪一样，爱动脑筋的人在睡得像死猪一样时也能学习。所以说，当我们在工作或者学习上有非常明确的目标时，牺牲睡眠是所有错误的做法当中最不可取的一个，也是让你走向失败的最佳途径。没有人会在考试之前喝得醉醺醺的。同样，考试前的那天晚上熬夜不睡觉，也是很可笑的做法，只会适得其反。缺乏睡眠会影响思维能力，还可能影响情绪稳定。因此，不让别人睡觉，还是一种惩戒的方式，并被某些人采用。不信，你去问问那些年轻的父母！缺乏睡眠的人脾气会变坏：爱发火、容易激动、暴躁，或者走向另一个极端：彻底变得麻木不仁。缺乏休息的大脑还会让我们变成被愚弄的对象，让我们产生幻觉：我们会闻到、听到或者看到并不存在的东西。一些水手和囚犯曾经讲述过他们的亲身经历。因为缺少睡眠，他们的生活变成了炼狱，而这种情况也几乎让他们从正常人变成了疯子。

睡眠分为 3 个阶段：积极睡眠、浅睡眠和深睡眠。

在睡着了以后，你会先进入到一种半梦半醒的状态，被成为浅睡眠。你的身体几乎一动不动，只要稍有一点儿响动你就会醒。在这个阶段，你感觉自己马上就要进入梦乡了，可如果就在这个时候，某个人把灯打开了，或者你的邻居弄出点儿声音来，你就会被从睡眠状态硬生生地拉回到清醒的状态。这时的你会觉得很痛苦。在与睡眠进行了初步交往之后，你便进入了深睡眠。这时，你仿佛置身于幽冥地界的最深处：你一动不动，即使有响动你也不会再有什么反应，大脑几乎停止了工作。你完全陷入沉睡之中，活像个死人。此时的肌肉会松弛下来，并得到休息；心率和呼吸节奏也在夜班执勤模式下明显放缓。有时候，在浅睡眠与深睡眠来回交替的过程当中，还会出现一个较为特殊的中间状态：积极睡眠阶段。这时，你的眼皮虽然是闭合的，但是，你的眼球却在来回乱转，你的身体开始兴奋起来，你的大脑也开始飞速运转起来，你完全进入了梦境。此时，你的大脑会对你在白天收集到的零零碎碎的信息重新进行整理，并使精神上的压力和疲劳得到缓解。所以，积极睡眠阶段是至关重要的。

我们不能简单地在夜间睡眠的质量和夜间睡眠时间的长度之间划等号。有的人企图在药物的帮助下多争取一些睡眠时间，以为这样能够提高睡眠质量。其实，这样做并不能从根本上使睡眠得到改善，而且服用的药物还有可能会在第二天早上继续发挥作用。没错，你自以为很聪明，可药物会在血液当中滞留一段时间，有些药物甚至会在血液当中滞留好几天。这样一来，药力会得到提炼，不仅会损害你的记忆力，还会让你在上班时间感到异常疲惫。

解决失眠问题

你睁大了眼睛盯着天花板，时间一分一秒地过去，时光一点一滴地流逝，眼看着设定好的起床时间就要到了。可你就是睡不着，而且天天如此。在这种情况下，有人就想通过服用安眠药解决问题。一开始，服药只是个权宜之计，可一来二去，就变成长期服用了。这时，安眠药就从解决方案变成了一个问题。世界各国的科学家们通过大量的科学研究已经证明，如果连续数周服用催眠类的药物，那么不仅会使药物全然失去催眠作用，而且还会对健康构成严重威胁。另外，虽然靠药物维持的睡眠持续的时间更长一些（比宽心丸维持的睡眠还要长30~45分钟），但是这种睡眠的质量并不高，所以，也并不具有更强的修复作用。更糟糕的是，残余的药力会让人在白天也犯困。在某晚服用的安眠药可能在接下来的几天里一直都发挥药效！其结果就是：它无论是在白天还是在夜晚都会让你感到疲倦。如果说睡觉的目的是让人在白天保持旺盛的体力和精力的话，那么，我们不得不说吃安眠药这一招看似聪明，而实际上却是愚蠢之极。

安眠药会使人产生依赖性。只要你一停药，你的身体马上就会提出抗议。

已经上瘾的你在失去药物之后痛苦万分，不仅会变得焦虑起来，而且……还会失眠！当然，绝顶聪明的你一定会把这个问题和用药这件事联系起来：我之所以会再次失眠，就是因为我停药了。这就证明，安眠药是非常有效的。这是一个逻辑陷阱，患者和医生都会径直掉进去。医生动辄就给患者开安眠药，而患者也总是擅自服用安眠药的现象之所以会愈演愈烈，原因就在于此。

可是，晚上总不睡觉也不行啊，总得想想办法吧。首先，要去看医生。这个医生必须了解这方面的问题（但不一定非得是专家）。睡眠质量不好或者睡眠不足的情况是多种多样的。在大多数情况下，说自己睡不好觉的人的实际睡眠质量和他人并无太大差别。接下来，要找原因。但问题的原因也是多种多样的，包括疼痛、睡觉时呼吸受影响、乱用药物、精神抑郁等。原因不同，治疗的具体方案也就不同。在吃药之前，完全可以尝试一下其他的治疗方案。其中有许多是无须他人介入就能完成的。

——不睡觉不要进卧室。要在卧室和睡眠这两个概念之间建立一种思维链接。具体来说，就是睡不着觉的时候不要在躺床上想问题，不要在卧室里看书、看电视或者做任何与睡觉无关的事情（不过，如果你睡眠很好的话，你可以想干什么就干什么）。

——不要睡午觉，不要睡懒觉，不要在正常睡眠时间之外睡觉。

——不要在晚间抽烟、喝酒。

我们来做一下总结：安眠药不是不能吃，而是只能在特殊情况下才能吃，只能偶尔吃，不能长期吃。首先要做的，是改变不良生活习惯和睡眠习惯。在这个办法确实不管用的情况下，你才能打药物治疗的主意。而且，你还得确定自己的确是失眠了（你抱怨自己失眠并不见得就是真失眠）并积极查找失眠的原因。

有人如此喜欢在床上躺着就是出于对梦乡的眷恋，而有的人则是为了落入他或者她的怀中（或者，我也可以借鉴一部通俗读物里的话，把那个她说成是"刚才坐最里头那张桌儿的高个子女生"，把那个他说成是"那个并不太惹人注意但是很讨人喜欢当男朋友也说得过去的男生"。这样要好一些）。床，是睡觉的好地方，也是亲热的理想场所。

性器官

在某个阶段当中，男人和女人的性器官是一样的……在最最开始的时候，大家都是女的。什么？？？呃，姑娘们是不是觉得很恶心！男女之间的区别是微乎其微的：只是差了几个基因而已。在这几个基因的作用下，生成了激素接收装置。在相对应的激素的作用下，相应的组织发生了变化。

——阴囊是阴唇变的。如果我们把睾丸埋进雪堆里或者放到一袋冰块里的话，它们粗糙的外皮就会收缩起来。

——阴蒂在雄性激素的作用下会变大，并最终形成阴茎。阴蒂和阴茎都能够勃起，即在外部刺激下变硬。有必要提醒一下大家：男性生殖器变硬不是因为里面有一块能伸缩的骨头，而是因为体内的血液在压力的作用下流入。

——男人的性腺会变成睾丸，女人的性腺会变成卵巢。

看起来，想把拉斯科岩洞变成埃菲尔铁塔很简单：只需让激素接收装置接收相对应的激素信息即可。男人和女人是不受同一种激素控制的。我们身上的许多东西都是在激素的作用下形成的。乳房、胸毛、髯、髭……性染色体的区别（男性是XX，女性是XY）当然是原因之一。但除此之外，还要看人体是否能够分泌适量的女性性激素（雌性激素、黄体酮）或者男性性激素（睾丸酮），以及在相应的组织细胞内是否有与这些激素相对应的而且能够正常工作的接收装置。这些条件都满足之后，一个人才会真正变成男的或者女的。你也可以往一盆玫瑰花里浇睾丸酮，而且想浇多少浇多少，但无论如何，这盆玫瑰花都不会长出阴毛来。

当然，除了身体里的组织之外，性器官也受激素的控制。以女性健美运动员为例，如果她过多地使用兽医用合成类固醇，那么，她的阴蒂则很有可能在这种男性激素的刺激下变长。身体的其他部分也同样会受到激素的影响，只不过外部表现没有那么显著，比方说喉部以及随之而来的声音的变化，再比如头皮的变化以及随之而来的秃顶的可能性，在此就不一一列举了。但正如前面已经说过的，之所以会产生这样的变化，血液中激素的数量只是一方面，还要看人体相应部位能否对激素发出的信号进行有效的接收。

激素与情绪

"别跟她一般见识，她内分泌失调。"人们常把这句套话用作为别人开脱的托辞。哦，她不是天生就这么泼。这我就放心了。呃，大家有所不知，激素的确会对情绪产生影响，这并非胡说八道，而是事实。不过，当一个男的或者女的冒傻气的时候，这么说可就真的是找借口了。就不用说性激素了，就连甲状腺激素和肾上腺分泌的激素（皮质醇）都对情绪有影响。使用过医药用类皮质激素的人可能就吃过它们的苦头。这种与肾上腺分泌的皮质醇相类似的药物可能会使某些人失眠、易怒、情绪失控、发狂……

XX 组合、XY 组合及其他

虽说 XX 组合和 XY 组合（女性性染色体 / 男性性染色体）是两个约定俗成的套路，但这并不意味着所有的人都会乖乖地钻进这些框框里。有时会出现性别模糊不清的情况，而且，这种问题还很常见。受到这种问题困扰的人既不是什么怪物，也不是什么阴阳人。他们遇到的最大的障碍在于正确理解这个由男人和女人组成的二元制的社会。患有特纳氏综合征，或者说X0 综合症的人体内缺少一个 Y 染色体或者 X 染色体，也就是说，它们只有一个 X 染色体，而克兰菲尔特综合征的患者体内则多了一个 Y 染色体（XYY）。

还有一些人的 XY 染色体因为雄性激素接收装置的变异而遭到了损害。这类人的体型像女人，但从基因的角度看却是男人。它们的"睾丸"，或者更客观地说，他们的性腺一直滞留在腹腔内，并没有落入"囊"中（大阴唇）。他们从所有的角度来看都是女人，但就是没有子宫和卵巢。这种情况的后果之一就是他们无法通过正常的方法怀孕。但是，至少从拿破仑战争时期开始，医学界就已经不满足于对人体的缺陷进行简单的修复了。几十年以来，人类一直在通过医学手段突破自然的极限。

性欲

睡觉时间到了，你躺到了柔软舒适的床上，来到了伴侣的身边。这时的你在肉欲的召唤下已是身不由己。两个人搂在了一起，抱作一团，并最终合二为一。但是，我们并不能把此时发生的事情简单地归结为"机械运动"或者是"体力活儿"：性关系不只发生在腰部以下，也发生在头脑当中。对于一个男人来说，如果他的大脑认为某种外部刺激与性有关（这个就完全要靠个人了。有的人甚至在买热狗的时候都会产生性冲动），那么它就会通过脊髓将信号传送至阴茎部位的神经。这些由性冲动激发的信号能够让阴茎上的肌肉纤维松弛下来，为阴茎的勃起创造条件。输送管道被疏通之后，血液便从阴茎上的动脉流入，使阴茎的尺寸增大。对于女人来说，情况也没什么不同：欲望是在脑子里产生的。由于性冲动，血液流入生殖器附近的区域，阴道变得湿润了，阴蒂也充血变硬了。女性身体的这一部分之所以会变成这种形态，是因为胎儿在子宫内真正长成女婴之后，阴茎停止了发育。当两个人的身体合二为一之后，人的大脑在化学反应的作用下进入一种混沌的状态，并会释放出多种能够令人感到幸福的化学物质：多巴胺、内啡肽、血清素等。做爱会让人感到幸福，还对身心健康有益。如果说这种亲密的时刻让那颗为你的思想而跳动的心感到满足的话，它也让那颗为你的身体健康而跳动的心注入了活力。性生活也是一项运动，因此，它会让心跳加速。频率在加快，身体在出汗，肌肉在收缩。我们在锻炼身体的同时，也得到了精神上的快乐。

做爱不仅是一种快乐，还是一种繁衍后代的手段。但是，要想让繁育成功，男方留在女方阴道深处的小蝌蚪们还要踏上漫漫征程。它们必须逆流而上，游到子宫里，再来到输卵管当中。在这里，如果时机赶得好的话，战斗力最旺盛的小蝌蚪们会遇到女人的卵巢在每个月的排卵期排出的卵子，但是，最终，只有一只小蝌蚪能够获得让这颗卵子受孕的许可。如果一切都顺利的话，9 个月之后，经过一连串的细胞分裂过程，经过一连串的情绪的波动、爱的悸动和磕磕绊绊，与精子结合后的卵子长成了一个体重约 3 千克，身高约 50 厘米的，让当初的那个男人和女人既欢喜又发愁的小生命。

打鼾

嬉戏打闹结束之后，就真的该睡觉了。有些人倒头便睡，而且还会发出刺耳的呼吸声。小两口为此没少吵架。打鼾的原因可能是多种多样的。可能是因为舌部肌肉张紧力减退，导致舌头堆在喉咙眼儿里，以至于每呼吸一次舌头就会颤动一次——人在喝多了的时候就会出现这种情况，所以，如果吃席时贪杯就会打呼噜。还有可能是因为最近体重增加了，或者有得过敏性鼻炎的趋向，也有可能是鼻中隔偏曲，抽烟，服用了安眠药……

打鼾的危害可不仅仅是影响夫妻之间的和谐。如果打鼾造成持续时间长达几秒钟的呼吸停滞，就有可能会对人的健康造成严重的影响。在这种情况下，我们就有理由怀疑打鼾的人患有睡眠呼吸暂停综合征（这不是打鼾造成的结果，而是造成打鼾的原因）。得这种病的人死亡率很高。有几种方法可以对这种疾病进行有效的治疗：要么戒除不良生活习惯，要么晚上睡觉的时候用呼吸机辅助呼吸，要么戴颌骨位置矫正器（一个能让你的下巴前突的东西）。由你来选择一个让你觉着不那么痛苦的方案！这个问题是可以通过体检检查出来的。我之所以要强调这一点，是因为大多数得了这种病的人都对自己的病情一无所知。

结论

嘘。大家累了一天了，都要休息了。消化系统、呼吸系统、大脑、双腿、双臂、心脏、脊椎、牙齿、皮肤菌群里对人体有益的细菌、腋下那些令人讨厌的细菌、头发、免疫系统、肌腱、血细胞，所有这些在刚刚过去的几个小时里已经倾尽全力的兄弟们都需要稍事休息一下。只有这样，它们才能在新的一天里继续全力以赴。这 24 小时将同之前和之后的 24 小时大同小异。在这 24 小时当中，我们甚至不会意识到它们在工作；在这 24 小时当中，它们将使出浑身解数，只为主人能够逍遥自在，既不用操心呼吸的事情，也不用为肠道内粥状食物的吸收问题劳神。当主人肆无忌惮地打着呼噜，并已在光怪陆离的梦境中忘乎所以的时候，人体内部的精良装备依然还在不停地运转，以借主人睡眠这段时间弥补缺失、修复损伤、补充损失的能量。人体就是这样，永远也闲不住，时刻准备冲锋陷阵，也时刻准备接受主人的配合。少摄入一些毒素，多做对人体有益的事情，它将不胜感激。试试吧，权当体验一下。说不定，你还会欲罢不能呢。